現場で差がつく！

もう迷わない！

ユーキャンの

登録
お仕事マニュアル

JN023309

症状 と 成分 でわかる

OTC薬

第2版

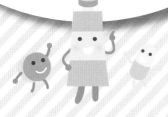

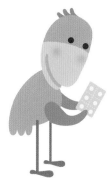

はじめに

　登録販売者はお客様の症状や訴えに対し、適切なOTC薬（一般用医薬品）を選択することが大切な仕事のひとつです。しかし、それは簡単なことではありません。医薬品成分の知識を深めるだけでなく、日々のお客様とのコミュニケーションを通じて経験を積み、ようやく自信を持って商品をおすすめすることができるのです。

　私にもこんな経験があります。ドラッグストアに就職したとき最も苦労したのは、店頭にある膨大な数の商品のなかからお客様の訴えに応じた適切な商品を選ぶことでした。成分名とその作用はわかっていても、どの商品にどのくらい配合されているのかがわからず、商品の外箱を見比べる日々。お客様にすぐに適切な医薬品をご提案できるまでにかなりの時間を要した記憶があります。さらに、おすすめした医薬品に対して「本当に正しく選べたのだろうか」と不安になったこともたくさんあります。

　そこで、同じ悩みをもたれている登録販売者のみなさまのお力に少しでもなればと思い、本書を執筆・監修いたしました。

　本書の一番の特徴は、店頭でよくあるお客様の訴えや要望に対し、それぞれ代表的な定番商品を挙げ、注意点やおすすめポイントを解説していることです。商品はどのお店でも扱われていると思われる代表的なものをピックアップしています。

　本書をみなさまの店頭での接客に役立てていただき、地域の方の健康の増進に少しでも寄与できることを切に願っております。

薬剤師・昭和大学薬学部客員講師　高橋伊津美

目 次

OTC薬と登録販売者の役割 ……9

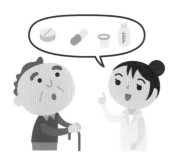

症状別 OTC薬の選び方 ……… 25

症状❶ かぜ

症状❷ 咳・痰

症状❸ 痛み

症状❹ 胃腸のトラブル

症状❺ 下痢

第3章

ニーズ別
現場で生かせる
健康知識 ························ 167

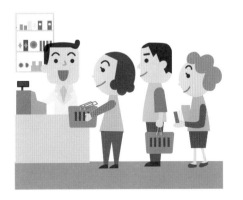

この本の構成と使い方

第1章
OTC薬と 登録販売者の役割

登録販売者としての役割や、お客様のニーズを聞き取って適切なOTC薬をすすめるための技術を解説しています。

第3章
ニーズ別 現場で生かせる健康知識

さまざまな健康ニーズに対し、どのように健康指導を行い、どのような商品をすすめればよいか説明しています。

成分早見表

おもなOTC薬に含まれている有効成分やその含有量を記載した早見表です。

第2章　症状別 OTC薬の選び方

第2章では、OTC薬を選んですすめるための基本的な知識と、商品を比較するためのポイントを、11の症状別にまとめています。
店頭で相談を受け、お客様の情報を聞き取って情報提供を行い、適切なOTC薬をすすめるために、以下のような構成となっています。

① 症状に関するよくある訴え

お客様のよくある訴えとそのしくみを解説。訴えに適した商品比較への目次にもなっています。

② OTC薬のおもな成分

おもな成分と覚えておきたいポイントが一覧にまとまっています。

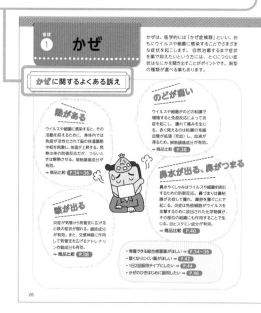

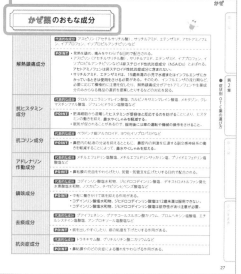

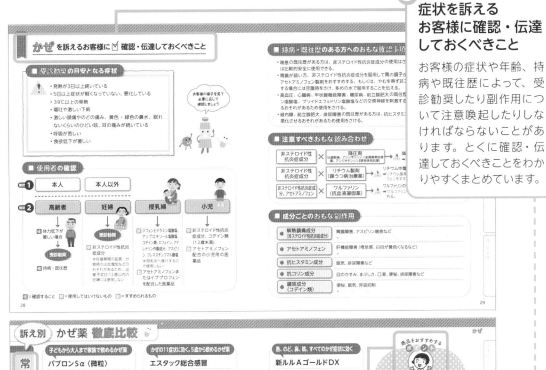

③

症状を訴える お客様に確認・伝達 しておくべきこと

お客様の症状や年齢、持病や既往歴によって、受診勧奨したり副作用について注意喚起したりしなければならないことがあります。とくに確認・伝達しておくべきことをわかりやすくまとめています。

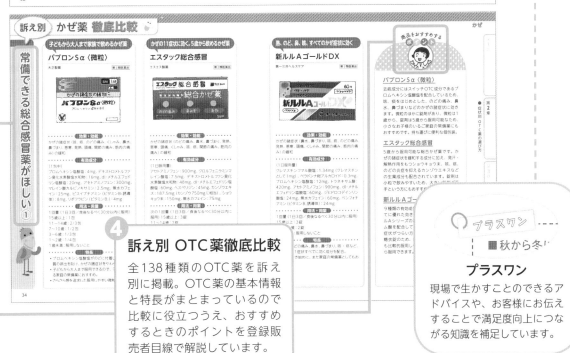

④

訴え別 OTC薬徹底比較

全138種類のOTC薬を訴え別に掲載。OTC薬の基本情報と特長がまとまっているので比較に役立つうえ、おすすめするときのポイントを登録販売者目線で解説しています。

プラスワン

現場で生かすことのできるアドバイスや、お客様にお伝えすることで満足度向上につながる知識を補足しています。

おことわり

◎ 本書に掲載している商品情報は2022年4月現在のものです。商品情報は変更となる可能性があるほか、各商品について表示している「第2類医薬品」「第3類医薬品」などのリスク区分についても変更となる可能性があるため、かならず販売時に添付文書等を確認してください。

◎ 本書の第2章「訴え別 OTC薬徹底比較」では、お客様の訴えに対して適切な商品を選び、おすすめするポイントを伝える際の考え方を紹介するための具体例として、実際に販売されている商品を取り上げています。商品の優劣を比較したり、特定の商品の宣伝をしたりすることを意図するものではありません。

◎ パッケージのイラストはイメージです。店頭にある商品とは異なる場合があります。

◎ 本書では薬の有効成分（成分）のみを記載し、添加物については省略しました。

◎ 本書に記載の「承認基準」とは、厚生労働省が承認事務の効率化を図るために定めた「一般用医薬品製造販売承認基準」を指します。

◎ OTC薬の広告などには下記の通り「使用上の注意」を記載することが「OTC医薬品等の適正広告ガイドライン（2019年版）」に定められていますが、本書の各商品の情報を掲載したページでは省略しました。

■ 指定第2類医薬品（解熱鎮痛剤を含むかぜ薬・解熱鎮痛薬以外）

> この医薬品は、薬剤師、登録販売者に相談のうえ、「使用上の注意」をよく読んでお使い下さい。

■ 解熱鎮痛剤を含むかぜ薬（要指導医薬品・第1類医薬品を除く）および解熱鎮痛薬（要指導医薬品・第1類医薬品を除く）

> この医薬品は「使用上の注意」をよく読んでお使い下さい。アレルギー体質の方は、必ず薬剤師、登録販売者にご相談下さい。

第1章

OTC薬と
登録販売者の役割

登録販売者には、
薬のスペシャリストであることはもちろん、
お客様のよき相談相手としての役割や、
店舗の従業員としての役割などさまざまな
役割があります。一つひとつ
学んでいき、頼れる登録販売者を
目指しましょう!

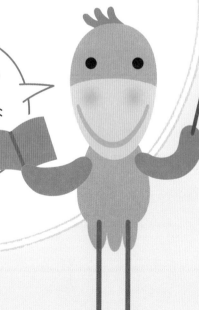

OTC薬 のニーズは
高まっている

処方薬のコスト増大により、OTC薬のニーズはどんどん高まっています。それに伴い、お客様に最も近いところで医薬品に関するアドバイスを行う登録販売者のさらなる活躍が期待されていくことでしょう。

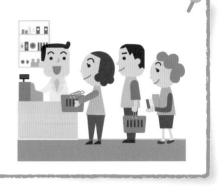

超高齢社会の医療の課題

日本の少子高齢化は急速に進み、超高齢社会を迎えています。総人口は 2008 年をピークとして減少に転じ、高齢人口が全人口に占める割合（高齢化率）も 2020 年には 28.8%となりました。また、15 歳から 64 歳の生産年齢人口（現役世代）は 2020 年は 59.3%（7,449 万人）でしたが、2040 年には半分強の 53.9%（5,978 万人）まで減少すると推計されています。

現役世代の減少は経済の規模縮小、労働力不足などのさまざまな課題を生じ、医療についても非常に深刻な問題を引き起こしています。ひとつには高齢者ほど医療ニーズは高く、医療費が高額になるという事実があります。一方で、医療保険制度を支える現役世代は少なくなるのですから、社会保障制度の給付と負担のバランスが崩れてしまいます。また、現役世代の減少によって医師、看護師などが減少することも考えられます。このため、

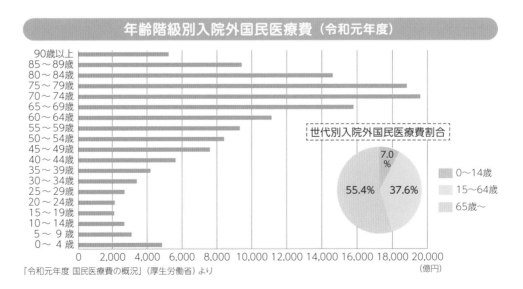

年齢階級別入院外国民医療費（令和元年度）

世代別入院外国民医療費割合

7.0%
55.4%　37.6%

0〜14歳
15〜64歳
65歳〜

「令和元年度 国民医療費の概況」（厚生労働省）より

（億円）

医療に関しても対策を講じることが大きな課題といえるのです。

セルフメディケーションの重要性

　高齢化率が高まり、医療機関を利用する人が増えれば、医療費も処方薬のコストも増大します。医療費は2000年度には全体で30兆円でしたが、2019年度には43.5兆円と1.5倍近い伸びを見せています。また、そのうちの調剤の占めるコストも2.8兆円から7.7兆円と、3倍弱に増大しています。

　限りある医療資源を有効活用するために、まずは高齢者ができる限り健康を保つこと、そして国民ひとり一人がかしこいセルフメディケーションを身につけることが大切です。セルフメディケーションとは「自分自身の健康に責任を持ち、軽度な身体の不調は自分で手当てすること」（世界保健機関［WHO］）です。日本では2017年1月からセルフメディケーション税制（対象となるOTC薬を一定額以上購入した場合に所得控除を受けられる制度）を創設し、セルフメディケーションを推進しています。

登録販売者の活躍が期待される

　セルフメディケーションの重要性が認識されてくるなかで、誰もがドラッグストアなどで購入できるOTC薬のニーズはさらに高まっています。軽度な身体の不調の場合は、まずはOTC薬を正しく使用して症状の改善を図り、改善されないようなら病院を受診する、という流れが今後進んでいくことでしょう。

　そこで、活躍が期待されるのが薬剤師や登録販売者です。ドラッグストアやコンビニエンスストアなどにOTC薬を求めて訪れるお客様に対して、お客様の話に耳を傾け、医薬品のプロフェッショナルとして的確なアドバイスを行うことが強く求められています。

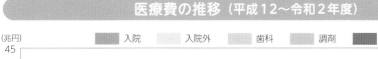

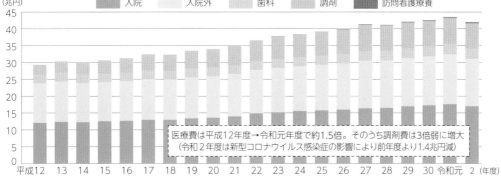

医療費の推移（平成12〜令和2年度）

（兆円）　　　■ 入院　　■ 入院外　　■ 歯科　　■ 調剤　　■ 訪問看護療養

医療費は平成12年度→令和元年度で約1.5倍。そのうち調剤費は3倍弱に増大
（令和2年度は新型コロナウイルス感染症の影響により前年度より1.4兆円減）

平成12　13　14　15　16　17　18　19　20　21　22　23　24　25　26　27　28　29　30　令和元　2（年度）

「医療費の動向調査」（年度版）令和2年度（厚生労働省）より

お客様と一緒に
OTC薬を選ぶ

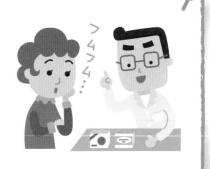

お客様にとって、信頼できる登録販売者とはどんな人でしょうか？　自分の症状を親身になって聞き、自分と同じ立場に立って薬を提案してくれる人ではないでしょうか。そんな登録販売者になるために、気をつけるべきことを覚えておきましょう。

登録販売者は「お客様と一緒に」薬を選ぶ

　登録販売者の最大の役割は、OTC薬を安全に、そして効果的に使用してもらえるように、お客様と一緒に薬を選ぶことです。

　お客様の買い方や質問の仕方はさまざまです。たとえばかぜ薬を買いに来たお客様でも、具体的な症状を訴えて「どの薬がおすすめですか」と尋ねる方もいれば、商品名もあやふやなまま「いつも飲んでいる○○をください」とおっしゃる方もいるかもしれません。

　登録販売者は、こうしたさまざまなお客様のニーズを正確に把握し、適切に薬をすすめたりアドバイスしたりしなければいけません。

お客様の訴えにじっくり耳を傾ける

　そのために第一に心がけるべきことは、お客様の立場に立って、その訴えに耳を傾けることです。医薬品の専門家として、お客様の不調（主訴）はなにかをなるべく注意深く、くわしく聞き取りましょう。それによって提案する薬が決まるだけでなく、場合によっては速やかに病院での受診をすすめる必要があるからです。

最適なOTC薬を提案するために

　お客様に症状を聞く際は、「どこが、どんなふうに（痛い、苦しい、かゆいなど）、いつから」などのポイントをかならず確認します。

　症状の部位について、「痛み」を例に確認してみましょう。右図からもわかるとおり、痛みは全身のさまざまな部位で起こる症状ですが、痛む部位によって適切な薬の種類が異なります。そのため、まずは身体のどこが痛むのかを聞く必要があるのです。

　常に痛いのか、特定の状況（食前／食後、デスクワーク中、運動後など）で痛いのかなども伺いましょう。痛み方も、ずきずき、ちくちく、ひりひり、さしこむように、などさまざまあるため、お客様がどんな言葉で痛みを表現するのかにも注意を払います。なんらかのアレルギーの可能性もありますので、ほかにどのような症状があるかも重要な情報です。

また、訴えを聞き取るだけでなく、お客様の表情や様子を注意深く観察することによって重要な情報が得られることもあります。場合によっては、なにか気になることがないか、言いにくいことがないか、こちらから働きかけたほうがよいこともあるでしょう。

こうした情報の一つひとつを聞き漏らさず、正確なニーズを把握することが、最適なOTC薬を提案するためにはとても大切です。

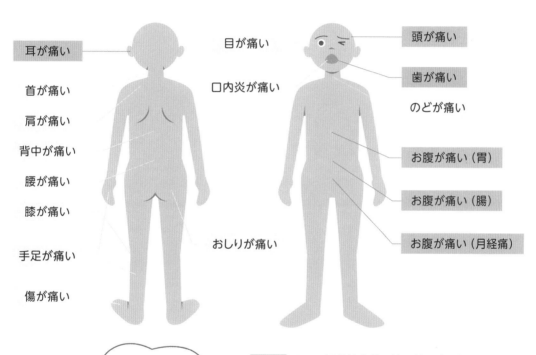

痛みが生じる部位

耳が痛い

首が痛い

肩が痛い

背中が痛い

腰が痛い

膝が痛い

手足が痛い

傷が痛い

目が痛い

口内炎が痛い

おしりが痛い

頭が痛い

歯が痛い

のどが痛い

お腹が痛い（胃）

お腹が痛い（腸）

お腹が痛い（月経痛）

痛む部位によっては
OTC薬をすすめるのではなく、
すぐに受診をすすめたほうが
よい場合もあります

おもに解熱鎮痛薬や整腸剤などの内服薬を用いる

おもに湿布、軟膏などの外用薬を用いる

おもに目薬や湿布、うがい薬などの外用薬や、ビタミン剤やコンドロイチン配合剤などの内服薬を用いる

すぐに受診をすすめたほうがよい

受診をすすめる 場合もある

OTC薬を買い求めるお客様に対して、重い症状が見られる場合や重篤化の可能性がある場合は、病院に足を運ぶよう促す必要があります。どのようなお客様に受診をすすめるべきなのか、そのために確認すべきことを学びましょう。

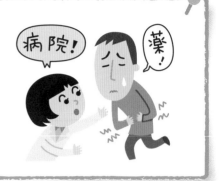

受診勧奨のポイント

お客様の訴えを聞き取った結果、OTC薬を使用するのではなく、病院で診察を受けたほうがよいと考えられる場合もあります。その際、受診をおすすめ（受診勧奨）するのも登録販売者の重要な役割のひとつです。

受診勧奨すべき症状とは、たとえば以下のようなものです。

- 症状が非常に重い
- 症状が長期間続いている
- OTC薬を使用したが、症状が改善しない
- 副作用が現れている

「判断」はできるが 「診断」はできない

このときに心得ておきたいのは、登録販売者はお客様の状況から「判断」はできますが「診断」はできないということです。受診をすすめる場合には「胃潰瘍の可能性があるの

で、病院を受診してください」というように、病名を口にしてはいけません。理由を挙げたうえで、店頭では対応できないこと、医療機関を受診する必要があることを説明し、納得していただきます。判断のむずかしいときは、まずかかりつけ医を受診するようすすめましょう。緊急性が高い場合は、お客様が望むなら近隣の病院を紹介します。

妊娠している（可能性がある） お客様には受診勧奨を

なお、妊婦あるいは妊娠していると思われるお客様には基本的に受診を提案します。薬を使うことで胎児に悪影響がおよぶかもしれないからです。妊娠はデリケートな問題なので、妊娠の可能性を伺うときには「念のためみなさまにお伺いしていますが……」というように、前置きをしてから話を聞くようにしましょう。

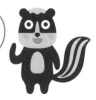

受診勧奨の目安となる具体的な症状については、第2章を参照しましょう

薬を購入する人に確認すべきこと

薬を使用する人は誰か

本人・本人以外（　　　　　　　　）

年齢（　　　）歳　　　性別　男・女

妊娠　有・無　　　　　授乳　有・無

薬を使用する人について

現在の症状

いちばんつらい症状（　　　　　　　　　　　　　　　　　　　　　　　　　　　　　）

その他の症状（　　　　　　　　　　　　　　　　　　　　　　　　　　　　　　　　）

いつからか（　　　　　　　　　　　　　　　　　　　　　　　　　　　　　　　　　）

発生部位、頻度、性質（　　　　　　　　　　　　　　　　　　　　　　　　　　　　）

思い当たる原因（　　　　　　　　　　　　　　　　　　　　　　　　　　　　　　　）

これまでに対応したこととその結果（　　　　　　　　　　　　　　　　　　　　　　）

医療機関の受診の有無　有・無

基本情報

職業（車の運転や機械の操作、危険を伴う作業などの可能性）（　　　　　　　　　　）

持病の有無　有・無

病名（　　　　　　　　　　　　　　　　　　　　　　　　　　　　　　　　　　　　）

現在、治療中の病気の有無　有・無

病名（　　　　　　　　　　　　　　　　　　　　　　　　　　　　　　　　　　　　）

現在、使用している薬（内服薬、外用薬）

（　　　　　　　　　　　　　　　　　　　　　　　　　　　　　　　　　　　　　　）

現在使用しているサプリメント（健康食品）（　　　　　　　　　　　　　　　　　　）

これまでに起こった副作用の有無　有・無

　その薬の名称（　　　　　　　　　　　　　　　　　　　　　　　　　　　　　　　）

アレルギーの有無（本人、血縁者も含む）　有・無

　アレルギーの種類（　　　　　　　　　　　　　　　　　　　　　）

薬を買いに来た人の連絡先（※必要に応じて）

氏名（　　　　　　　　　　　　　　　　　　　　　　　　　　　　　）

住所（　　　　　　　　　　　　　　　　　　　　　　　　　　　　　）

連絡先（　　　　　　　　　　　　　　　　　　　　　　　　　　　　）

OTC薬で対応可能か、受診勧奨か

OTC薬・受診勧奨

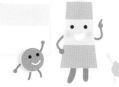

すべてを一から順に
聞くのではなく、
必要に応じて
確認していきます

使用者を
かならず確認する

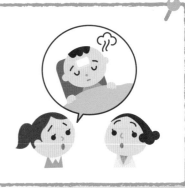

お客様にとっては、いつでも簡単に買うことができる点がOTC薬の魅力のひとつですが、だからこそ、登録販売者が確実に情報提供をしないと危険な場合もあります。OTC薬を販売する際は「誰が使うのか」をかならず念頭におくようにしましょう。

薬を使用するのが「本人」ではないこともある

店頭で「子どもが使う薬なんですけど……」と家族の方から相談されたことのある人も多いのではないでしょうか。あるいは、高齢の親が使用する薬を子どもが買いに来ることもあるかもしれません。

薬を買いに来た人＝その薬を必要としている人とは限らないところが、OTC薬の大きな特徴といえるでしょう。代理で買いに来たことを申告してくれるお客様ばかりとは限りません。かならず使用者を確認するようにしましょう。

持病や既往歴を確認する

使用者が買いに来た本人であっても、使用してはいけない薬や相互作用を判断するために、現在の健康状態、使用している薬を確認しなければなりません。高血圧、糖尿病、緑内障、前立腺肥大症（男性）などの持病があり、医師から薬を処方されているお客様もいるでしょう。

また、持病はなくても毎日摂取しているサプリメントがあるかもしれません。過去に薬によるアレルギーや副作用を起こしているかもしれません。その人について確認するべきことはたくさんあります。

こうした情報をもとに薬を選択しなければ、十分な効き目が得られなかったり、ときには副作用が現れたりします。

添付文書＋αの知識が必要

医薬品を販売するときの基本的な情報源は添付文書ですが、添付文書の情報だけでは十分ではないケースもあります。

たとえば、お客様の持病について十分な知識がなく、添付文書にも細かい注意が明記されていない場合に、推測で判断して販売してしまうことはとても危険です。そのようなときはかならず薬剤師やベテランの登録販売者に相談し、必要であれば接客を交代してもらいましょう。

その場合は近くで先輩の接客している様子を見聞きして、あとでメモをまとめましょう。次に似たような持病のあるお客様を接客する

際に役立ちます。こうした経験をくり返し、　　くことが大切です。
登録販売者としての知識と経験を増やしてい

薬の使用者別のおもな注意点

使用者 （年齢・持病など）	注意点
小児	コデイン類を含む薬は12歳未満には使用しない。また、非ステロイド性抗炎症成分（NSAIDs）（アスピリン、サリチルアミド、エテンザミドなど）は15歳未満には使用しない
高齢者	カンゾウ（グリチルリチン酸）を含む薬を過剰摂取すると、カリウム排泄が促進され、低カリウム血症に陥ることがある。高血圧、手足のだるさ、しびれなどが現れることもあるので使用前に医師または薬剤師に相談する
高血圧	交感神経興奮成分（プソイドエフェドリン塩酸塩、メチルエフェドリン塩酸塩、フェニレフリン塩酸塩など）は血圧を上昇させるので使用しない
糖尿病	交感神経興奮成分（プソイドエフェドリン塩酸塩、メチルエフェドリン塩酸塩、フェニレフリン塩酸塩など）は血糖値を上昇させるので使用しない
心臓病	交感神経興奮成分（プソイドエフェドリン塩酸塩、メチルエフェドリン塩酸塩、フェニレフリン塩酸塩など）は血圧を上昇させ、心悸亢進させるので使用しない カンゾウ（グリチルリチン酸）は過剰摂取するとナトリウムが貯留、カリウム排泄促進が起こり、高血圧、四肢の麻痺、低カリウム血症の症状が現れることがあるので使用しない
喘息	非ステロイド性抗炎症成分により息をするときにゼーゼーとなったり、息苦しさを感じたりすることがあるので使用しない
肝機能障害	非ステロイド性抗炎症成分、H_2ブロッカーなどにより、発熱、かゆみ、発疹、黄疸が現れることがあるので使用前に医師または薬剤師に相談する
排尿障害	抗コリン作用をもつ薬により、尿道括約筋が収縮して尿が出にくくなることがあるので使用しない
腎臓病	交感神経興奮成分（プソイドエフェドリン塩酸塩、メチルエフェドリン塩酸塩、フェニレフリン塩酸塩など）は使用しない 非ステロイド性抗炎症成分は症状を悪化させることがあるので使用しない アルミニウム含有製剤を服用すると、アルミニウム脳症やアルミニウム骨症になる危険性があるので使用しない 酸化マグネシウムを含む医薬品で高マグネシウム血症を引き起こすことがあるので使用前に医師または薬剤師に相談する
緑内障	抗コリン作用をもつ薬により、眼圧が上昇するおそれがあるので使用前に医師または薬剤師に相談する
妊婦	基本的に受診をすすめる

見た目ではわからない病気が多いため、持病はかならず聞き取りましょう

副作用について
注意喚起する

薬の副作用については、常に知識を増やし、お客様への確認や注意喚起を行っていく必要があります。ここではとくに気をつけたい副作用や成分をまとめました。

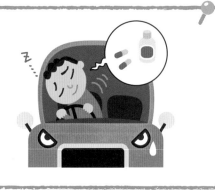

薬効だけでなく副作用も把握する

薬には薬効だけでなく副作用もあります。訴えのよくある副作用に、発熱、発疹、かゆみ、下痢、便秘などがあります。眠気のように、車の運転や機械の操作をする人にとって重大な事故につながりうる副作用もあります。

ある症状を訴えるお客様の話をよく聞いてみると、薬の副作用からその症状が起こっているという場合もあります。たとえば、胃痛を訴えるお客様が非ステロイド性抗炎症成分を含む薬を普段から服用しているという場合、副作用による胃痛の可能性があります。この際、診断はできませんが、新たに薬をすすめるのではなく受診勧奨を行うという判断が必要になります。

重大な副作用（自覚症状と医薬品）

副作用	自覚できる初期症状	原因となるリスクのある医薬品
ショック （アナフィラキシー）	皮膚のかゆみ、のどのかゆみ、くしゃみ、じんましん、むくみ、胸が苦しい、顔面蒼白、手足が冷たくなる、冷や汗、呼吸困難などが現れる	かぜ薬、解熱鎮痛薬、鎮咳去痰薬、鼻炎薬、胃腸薬、止瀉薬など
皮膚粘膜眼症候群（スティーブンス・ジョンソン症候群）、中毒性表皮壊死融解症	高熱、発疹・発赤、全身のだるさ、食欲不振などが現れる。やけどのような水ぶくれなどが全身の皮膚（とくに口や目の粘膜）に現れる	かぜ薬、解熱鎮痛薬、胃腸薬（H₂ブロッカー）、止瀉薬など
肝機能障害	全身のだるさ、黄疸（皮膚や白目が黄色くなる）、発熱、かゆみ、発疹などが現れる	かぜ薬（アセトアミノフェン、小柴胡湯、葛根湯など）、解熱鎮痛薬、胃腸薬（H₂ブロッカー）、鼻炎薬など
腎機能障害	発熱、発疹、尿量の減少、全身のむくみやだるさ、関節痛、下痢などが現れる	かぜ薬、解熱鎮痛薬など
偽アルドステロン症	尿量の減少、手足のむくみ、まぶたが重い、手がこわばる、血圧の上昇、頭痛などが現れる	芍薬甘草湯、カンゾウ（グリチルリチン酸）など
喘息 （アスピリン喘息）	鼻水、鼻づまりを起こし、咳や息をするとゼーゼーする症状が現れる。喘息発作となり、呼吸困難になる	かぜ薬、解熱鎮痛薬、外用消炎鎮痛薬など
間質性肺炎	かぜ症状（咳、発熱、倦怠感など）、空咳（乾性咳嗽）、少しの運動での息切れや胸苦しさを感じる	かぜ薬、小柴胡湯、解熱鎮痛薬など
再生不良性貧血	青あざ、鼻血、歯ぐきの出血、発熱、皮膚や粘膜が青白く見える、動悸、息切れ、血尿などが現れる	かぜ薬、鎮咳去痰薬など
接触皮膚炎、光線過敏症	強いかゆみを伴う発疹・発赤、腫れ、刺激感、水疱、ただれなどの激しい皮膚炎症状、色素沈着、白斑が現れる	外用消炎鎮痛薬など

副作用に気をつけたいおもな成分

成分名	現れやすいおもな副作用	その成分を含む医薬品
イブプロフェン	食欲不振、胸やけ、胃痛、吐き気	かぜ薬、解熱鎮痛薬など
アセトアミノフェン	倦怠感	かぜ薬、解熱鎮痛薬など
クロルフェニラミンマレイン酸塩	尿が出にくい、眠気	かぜ薬など
クレマスチンフマル酸塩	尿が出にくい、眠気	かぜ薬など
ジヒドロコデインリン酸塩	呼吸困難、便秘、眠気	かぜ薬、鎮咳去痰薬など
メチルエフェドリン塩酸塩、メトキシフェナミン塩酸塩	血圧上昇、血糖値上昇、心拍数の増加	かぜ薬、鎮咳去痰薬など
カンゾウ（グリチルリチン酸）	むくみ、血圧上昇、低カリウム血症	かぜ薬など
アスピリン	食欲不振、胸やけ、胃痛、吐き気、血液凝固阻害作用があるので抜歯や手術の前には使えない	解熱鎮痛薬など
アスピリンアルミニウム	食欲不振、胸やけ、胃痛、吐き気	解熱鎮痛薬など
エテンザミド	食欲不振、胸やけ、胃痛、吐き気	解熱鎮痛薬など
イソプロピルアンチピリン	食欲不振、胸やけ、胃痛、吐き気、湿疹、呼吸困難、じんましん	解熱鎮痛薬など
アリルイソプロピルアセチル尿素	眠気	解熱鎮痛薬など
ブロモバレリル尿素	眠気	解熱鎮痛薬など
合成ヒドロタルサイト	（長期連用で）アルミニウム脳症、アルミニウム骨症	胃薬など
乾燥水酸化アルミニウムゲル	（長期連用で）アルミニウム脳症、アルミニウム骨症	胃薬など
酸化マグネシウム	下痢、高マグネシウム血症	解熱鎮痛薬、便秘薬など
抗コリン成分	口が渇く、便秘、目のかすみやまぶしさ	胃腸薬、鼻炎薬など
マグネシウム含有製剤	下痢	胃腸薬など
カルシウム含有製剤	便秘	胃腸薬など
アルミニウム含有製剤	（長期連用で）アルミニウム脳症、アルミニウム骨症	胃腸薬など
アミノ安息香酸エチル	（口の中でかむと）麻痺やしびれ	胃腸薬など
ロペラミド塩酸塩	（長期連用で）便秘	整腸剤、止瀉薬、胃腸薬など
ロートエキス	口が渇く、便秘、目のかすみやまぶしさ、尿が出にくくなる、眼圧上昇	整腸剤、止瀉薬、胃腸薬など
大腸刺激性瀉下成分（ピコスルファートナトリウム水和物を除く）、センナ、センノシド、ダイオウ、グリセリン浣腸	（長期連用で）効果が出にくくなる	便秘薬など
マグネシウムを含む成分	高マグネシウム血症	便秘薬など
ステロイド性抗炎症成分	皮膚の萎縮、発赤、かぶれ	湿疹・皮膚炎用薬など
ウフェナマート	接触皮膚炎、発疹、発赤、熱感	湿疹・皮膚炎用薬など
ジクロフェナクナトリウム	光線過敏症	外用消炎鎮痛薬など
抗ヒスタミン成分	眠気、眼圧上昇	鼻炎薬、解熱鎮痛薬、点眼薬など
プソイドエフェドリン塩酸塩	不眠、神経興奮作用	鼻炎薬など
アドレナリン作動成分	（長期連用で）目の充血が悪化	鼻炎薬、点眼薬など

お客様のさまざまなニーズに応える

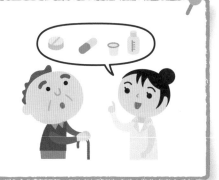

お客様が商品を選ぶ際に決め手となるのは成分だけではありません。成分以外にもさまざまな要素を頭に入れ、好みの使い心地やライフスタイルなどからぴったりな薬を提案できれば、お客様にも満足していただけるでしょう。

成分以外にも商品選択の要素はある

OTC薬には、成分以外にもさまざまな商品選択の要素があります。

たとえば、日々の業務のなかで「飲みやすい薬がいい」「もっと安い薬はないの？」というお客様の声を聞くこともあるのではないでしょうか。登録販売者はお客様にもっとも身近な存在として、これらのニーズにも応えられるとよいでしょう。

剤形による使い分け

医薬品には飲み薬、塗り薬、貼り薬など、さまざまな剤形があります。剤形によって飲みやすさや塗りやすさ、味やにおいといった特徴が違います。使用するお客様の年齢や使用経験、好みなどを伺い、もっとも適した剤形の薬を提案しましょう。

価格に対するニーズもしっかり把握

OTC薬を購入されるお客様にとっては価格も選択のポイントです。「価格の安いものがほしい」「いつも飲むので、同じ薬なら量が多くて割安なほうがいい」など具体的な要望を出されるお客様もいますが、なかには提案された薬の価格に不満があっても「高いからいや」とは言い出せない方もいます。「症状がつらいようでしたら、少々お高いですがこちらの商品がおすすめです」「常備薬にされるなら、お求めやすいこちらの商品はいかがでしょうか？」のように、価格に関する要望をさりげなく伺い、それに適した提案ができればお客様の満足度は高まります。

たとえば、かぜ薬や胃腸薬は同様の薬でも種類が多いので、価格の異なる商品をいくつか提示してお客様自身に選んでもらうとよいでしょう。

また、薬を使用する頻度が多いなら10包入、20包入などの規格をご紹介することで、割安感を実感していただけます。逆に、使用頻度が低いお客様には最小規格の商品を提案してもよいでしょう。

剤形の特徴

	剤形	特徴
内服薬	錠剤	• コーティングのない「裸錠」、糖でコーティングした「糖衣錠」、高分子フィルムでコーティングした「フィルムコート錠」がある。糖衣錠やフィルムコート錠は薬の味やにおいを感じにくい • 基本的には水かぬるま湯で服用するが、水なしでも口の中で溶ける「口腔内崩壊錠」や、口の中で溶かしたりかんだりして服用する「チュアブル錠」もある
	カプセル剤	• ゼラチンのカプセルに粉を入れた「硬カプセル剤」と、液体を入れた「軟カプセル剤」がある • 体内の目的の場所で溶けて効果を現すようつくられている
	散剤・顆粒剤	• 粉末状の「散剤」と粒状の「顆粒剤」に分かれる • 粉や粒が飛び散りやすい、苦みを感じるなどの理由から苦手な人もいる
	液剤・シロップ剤	• 液体状の薬。吸収が速く、効果も速く現れることが多い • 味やにおいの好みがあるので、できれば事前に確認しておくとよい
外用薬	軟膏剤・クリーム剤・ゲル剤	• 軟膏は油性で水をはじき、傷口にやさしい。べたつきが苦手な人もいる • クリームは水分を多く含んで伸びがよく、広い範囲に使用しやすい • ゲルは液剤をゼリー状にしたもので、クリームと同様に伸びがよい
	液剤・ローション剤	• 液状で伸びがよく、広い範囲に塗りやすい
	噴霧剤（エアゾール剤）	• 噴霧すると薬の成分が霧状、泡状、粉末状、ペースト状で出てくる剤形。手を汚さずに使用でき、速乾性がある • 使いすぎると症状を悪化させることがあるので、使用回数を守って噴霧するよう注意喚起する
	貼付剤（パップ剤・テープ剤）	• いわゆる貼り薬、湿布のことで、肩こりや筋肉痛などの痛みを緩和する薬に多く採用されている • 「パップ剤」は布のうえに水分を多く含んだ薬が塗ってあり、一般的に冷感タイプは急性の痛みに、温感タイプは慢性的な痛みに適している • 「テープ剤」は水分の少ないフィルムで薄くて目立たないが、粘着力が強いため肌の弱い人はかぶれるおそれがある
	坐薬	• 肛門から入れて使う薬で、子どもの発熱や痔などに用いられる

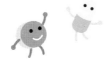

的確な相談対応の技術を磨く

お客様からの相談に的確に応える技術は、一朝一夕で身につくものではありません。焦らず、少しずつ習得していくほかありませんが、おさえておくべきポイントを知っていれば日々の経験をもっと生かせるようになるでしょう。

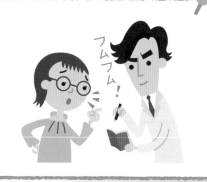

お客様の知りたい情報を提供する

店頭に立ち、短いやり取りからお客様のニーズを把握して商品を提案する登録販売者には、相談対応の技術が求められます。実際の業務では、お客様との会話の流れのなかで情報収集と情報提供が同時に行われることになるため、慣れていないとなかなかうまくいかないものです。

意欲のある人ほど、「情報を正確に伝えなくては」と力みすぎて、「自分が知っていることを一方的に説明するだけ」になってしまうという落とし穴も。大切なのは、お客様の言葉に耳を傾け、今の状態をきちんと把握し、お客様の知りたい情報に適切にお答えすることです。

効果的な質問で隠れたニーズを発見する

情報をじっと待つばかりではなく、こちらからお客様の情報を聞き出すことも大切です。持病や既往歴は必須事項ですが、ほかにも商品選びのために効果的な質問があります。

たとえば、かぜ薬を買いに来られた方に「いつも、お昼は外でとられていますか？」と質問してみましょう。お昼はいつも外食という方だと、薬を飲みにくかったり、家に忘れてきてしまったりすることも多いため、朝・夕に飲めばよい一日2回服用タイプの薬のほうがあっているかもしれません。

このように、効果的な質問を投げかけると、お客様自身も気づいていない隠れたニーズを発見することができるのです。日々のやり取りのなかで、隠されたニーズに気づいたらメモをとっておくようにしましょう。薬の種類によって、どんな質問をすれば効果的なのかをまとめてみるのもよいでしょう。

売れ筋商品を把握する

医薬品は季節によって売れるアイテムが変わります。駅前か、住宅地かといった店舗の立地によっても異なるでしょう。たとえば春には花粉症対策のマスクや鼻炎薬、夏は虫さされ薬、冬にはかぜ薬、年末には胃腸薬というような売れ筋の流れをつかみましょう。

「CMで見た薬がほしい」といった方や、

医薬品でなくとも「テレビで紹介されていた商品はありますか」といった方もいるかもしれません。登録販売者として、さまざまな情報にアンテナを張っておくことがチャンスにつながります。

　種類の多いかぜ薬や胃腸薬のなかでも、入荷数が多く、お客様からの質問をよく受ける商品は売れ筋と考えられます。「この商品はきっと売れ筋だな」と自分が感じたら、なぜ売れているのか考えてみましょう。おすすめするときの説明にも磨きがかかるかもしれません。

「薬が効かない」といわれたら

　お客様との信頼関係を築くには、販売後のフォローも決しておろそかにはできません。

　「すすめられた薬を服用したが、効かなかった」というお客様が再来店されることもあります。場合によっては、語気を強めて責めるような口調で問われることもあるかもしれませんが、あくまで落ち着いて対応し、誠実にご案内すべきことを伝えられるようにしましょう。

　まずは、使った医薬品の名称、使用した期間、症状の変化などを聞き取ります。用法・用量が守られていたかも確認しましょう。

　適切に使用していたにもかかわらず効かないということであれば、より効き目の強い薬や、成分の異なる薬を選択肢として提案します。「この薬を使ったことはありますか？」など、お客様の情報を引き出しながら選択肢をしぼっていくのもよいでしょう。

　適切と考えられる薬を一定期間使用しても効果が得られない場合、自覚していないだけで症状が重いことも考えられるため、受診をすすめましょう。

プラスワン

■ 話しかけやすい雰囲気づくりを

お客様からの相談対応は、登録販売者にとって重要な役割のひとつです。こちらからお声がけするのも大切ですが、声をかけられたくないお客様がいらっしゃるのも事実です。反対に、お客様のなかには「相談したいけど、忙しそうだし……」と声をかけられない方もいらっしゃいます。

そこで意識していただきたいのは、お客様が話しかけやすい雰囲気づくりです。品出しや売り場のメンテナンスに真剣に取り組むことは大切です。しかし、あまりに集中していると話しかけにくいものです。メンテナンスをしながらも、お客様がいらしたら手をとめて笑顔で挨拶をするなど、ちょっとしたことでもよいので実践することをおすすめします。仕事をしながらも、声をかけやすくなるわずかな「隙き」をつくることを心がけましょう。

その他の業務も
しっかりこなす

店頭に立って働く登録販売者には、お客様の相談対応以外にも
さまざまな業務があります。店舗の整備や事務作業は一見地
味ですが、どれもお客様に気持ちよく商品選びをしていただく
ために欠かせないものといえるでしょう。

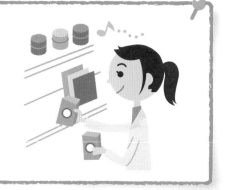

医薬品の販売に携わるのは
勤務時間の3割程度

　OTC薬を販売しているドラッグストア、
コンビニエンスストア、スーパーマーケット、
家電量販店などでは、登録販売者が医薬品の
販売に携わる時間は1日の勤務時間の3割
程度といわれています。それ以外の時間はそ
の店舗のさまざまな業務を担当します。

　たとえばドラッグストアでは清掃、品出し、

レジなどの業務があります。また、医薬品以
外の商品(化粧品、日用品、食品など)につ
いてもお客様から質問される可能性が高いた
め、商品が陳列されている場所、商品の特徴
などを把握し、接客する必要があります。

　登録販売者には薬のプロとしての仕事と、
店舗の業務をなんでもこなせるスタッフとし
ての側面が求められます。店舗スタッフの一
員としてさまざまな業務をこなせるよう一つ
ひとつ覚えていきましょう。

接客以外のおもな業務

	業務	内容と注意点
毎日の作業	品出し・補充	注文した商品は深夜から早朝に店舗に届きます。開店前に商品の補充・陳列作業を行いますが、量が多い場合は接客の合間に行うこともあります
	清掃	おもに開店前に店舗内の床や陳列棚の清掃を行います。陳列棚が汚れていたり、ほこりがたまっていたりするとお客様に不快感を与えるので、こまめな清掃を心がけます
	レジ	店舗によってはレジ専用のスタッフがいることもありますが、混雑する時間帯には登録販売者もサポートに入ります
定期的に行う作業	事務作業	プライスカードやPOP(商品を紹介する広告で、手書きも多い)の作成、受注などの作業です。POPはお客様の購買意欲につながる重要な媒体なので書き方に工夫が求められます。店舗によっては業務日誌や日報に業務内容・連絡事項などを記入することもあります
	発注・在庫管理	ドラッグストアでは店舗ごとに定番商品を発注するケースが多いです。商品のバーコードを読みとり、リスト化して発注します。欠品が出ないよう在庫管理も重要です
	使用期限の確認	毎月1回程度、使用期限の切れた商品がないかどうかを確認します。医薬品のほか、医薬部外品、栄養ドリンク、サプリメント、食品なども確認します
	返品	不良品や破損品の返品、パッケージの変更などによる旧商品の返品作業を行います

第 2 章

症状別
OTC薬の選び方

さまざまな症状を訴える
お客様に対して、ぴったりな商品を
おすすめするにはどうすればよいのでしょうか?
この章では、11の症状について、そのしくみや
確認・伝達しておくべきことを解説し、
全138商品の情報と比較ポイントを
まとめています。

かぜ

かぜは、医学的には「かぜ症候群」といい、おもにウイルスや細菌に感染することでさまざまな症状を起こします。自然治癒するまで症状を薬で抑えたいという方には、とくにつらい症状はなにかを聞き出すことがポイントです。剤型の種類が選べる薬もあります。

かぜ に関するよくある訴え

のどが痛い

ウイルスや細菌がのどの粘膜で増殖すると免疫反応によって炎症を起こし、腫れて痛みを生じる。赤く見えるのは粘膜の毛細血管が拡張（充血）し、血液が滞るため。解熱鎮痛成分が有効。

➡ 商品比較 **P.38**

熱がある

ウイルスや細菌に感染すると、その活動を抑えるために、身体内では免疫が活性化されて脳の体温調節中枢を刺激し、体温が上昇する。発熱は体の防御反応だが、つらいときは解熱させる。解熱鎮痛成分が有効。

➡ 商品比較 **P.34～36**

鼻水が出る、鼻がつまる

鼻水やくしゃみはウイルスや細菌を排出するための防御反応。鼻づまりは鼻粘膜が炎症して腫れ、鼻腔を塞ぐことで起こる。炎症は免疫細胞がウイルスを攻撃するために放出された化学物質が、その部位の組織にも作用することで生じる。抗ヒスタミン成分が有効。

➡ 商品比較 **P.40**

咳が出る

炎症が気管から気管支に広がると咳の症状が現れる。鎮咳成分が有効。また、交感神経に作用して気管支を広げるアドレナリン作動成分も有効。

➡ 商品比較 **P.38**

- 常備できる総合感冒薬がほしい ➡ **P.34～36**
- 眠くなりにくい薬がほしい ➡ **P.42**
- 1日2回服用タイプにしたい ➡ **P.44**
- かぜのひきはじめに服用したい ➡ **P.46**

かぜ薬のおもな成分

解熱鎮痛成分	**代表的な成分** アスピリン（アセチルサリチル酸）、サリチルアミド、エテンザミド、アセトアミノフェン、イブプロフェン、イソプロピルアンチピリンなど
	POINT ・発熱を鎮め、痛みをやわらげる目的で配合される。 ・アスピリン（アセチルサリチル酸）、サリチルアミド、エテンザミド、イブプロフェン、イソプロピルアンチピリンなどは**非ステロイド性抗炎症成分（NSAIDs）**とよばれる。**アセトアミノフェンは非ステロイド性抗炎症成分に含まれない。** ・サリチルアミド、エテンザミドは、15歳未満の小児で水痘またはインフルエンザにかかっているときは使用をさける必要がある。そのため、インフルエンザの流行期など、必要に応じて積極的に注意を促したり、解熱鎮痛成分がアセトアミノフェンや生薬成分のみからなる商品の選択を提案したりするなどの対応を図る。
抗ヒスタミン成分	**代表的な成分** クロルフェニラミンマレイン酸塩、カルビノキサミンマレイン酸塩、メキタジン、クレマスチンフマル酸塩、ジフェンヒドラミン塩酸塩など
	POINT ・肥満細胞から遊離した**ヒスタミン**が受容体と反応するのを妨げることにより、ヒスタミンの働きを抑え、**鼻水やくしゃみを軽減する。** ・眠気が促されることがあるので、服用後には車の運転や機械の操作をさけること。
抗コリン成分	**代表的な成分** ベラドンナ総アルカロイド、ヨウ化イソプロパミドなど
	POINT ・鼻腔内の粘液の分泌を抑えるとともに、鼻腔内の刺激を伝達する副交感神経系の働きを軽減することによって、**鼻水やくしゃみを抑える。**
アドレナリン作動成分	**代表的な成分** メチルエフェドリン塩酸塩、メチルエフェドリンサッカリン塩、プソイドエフェドリン塩酸塩など
	POINT ・鼻粘膜の充血をやわらげたり、気管・気管支を広げたりする目的で配合される。
鎮咳成分	**代表的な成分** コデインリン酸塩水和物、ジヒドロコデインリン酸塩、デキストロメトルファン臭化水素酸塩水和物、ノスカピン、チペピジンヒベンズ酸塩など
	POINT ・中枢に働きかけて咳を抑える作用がある。 ・**コデインリン酸塩水和物、ジヒドロコデインリン酸塩は12歳未満は服用できない。** ・**コデインリン酸塩水和物、ジヒドロコデインリン酸塩は依存性があり注意が必要。**
去痰成分	**代表的な成分** グアイフェネシン、グアヤコールスルホン酸カリウム、ブロムヘキシン塩酸塩、エチルシステイン塩酸塩、アンブロキソール塩酸塩など
	POINT ・痰を出しやすくしたり、痰の粘度を下げたりする作用がある。
抗炎症成分	**代表的な成分** トラネキサム酸、グリチルリチン酸二カリウムなど
	POINT ・鼻粘膜やのどの炎症による腫れをやわらげる作用がある。

かぜ を訴えるお客様に ☑ 確認・伝達しておくべきこと

■ 受診勧奨の目安となる症状

- 発熱が3日以上続いている
- 5日以上症状が軽くなっていない、悪化している
- 39℃以上の発熱
- 嘔吐や激しい下痢
- 激しい頭痛やのどの痛み、黄色・緑色の鼻水、眠れ ないくらいのひどい咳、耳の痛みが続いている
- 呼吸が苦しい
- 食欲低下が著しい

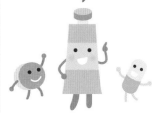

お客様の様子を見て 必要に応じて 確認しましょう

■ 使用者の確認

確認 1

本人	本人以外

確認 2

高齢者	妊婦	授乳婦	小児

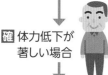

高齢者

確 体力低下が 著しい場合
↓
受診勧奨

確 持病・既往歴

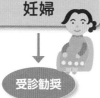

妊婦

受診勧奨

禁 非ステロイド性抗炎 症成分
※妊娠期間の延長、分 娩時の出血増加などの おそれがあるため、出 産予定日12週以内の 妊婦には使用しない

授乳婦

禁 ジフェンヒドラミン塩酸塩、 アンブロキソール塩酸塩、 コデイン類、カフェイン、アド レナリン作動成分、アスピリ ン、クレマスチンフマル酸塩
※母乳中へ移行するの で使用しない

勧 アセトアミノフェンま たはイブプロフェン を配合した医薬品

小児

禁 非ステロイド性抗炎 症成分、コデイン類 （12歳未満）

勧 アセトアミノフェン 配合の小児用の医 薬品

確＝確認すること 　禁＝使用してはいけないもの 　勧＝すすめられるもの

■ 持病・既往歴のある方へのおもな確認事項

- 喘息の既往歴がある方は、非ステロイド性抗炎症成分の使用はさける。アセトアミノフェン製剤は比較的安全に使用できる。
- 胃腸が弱い方、非ステロイド性抗炎症成分を服用して胃の調子が悪くなったことがある方には、アセトアミノフェン製剤をおすすめする。もしくは、やむを得ず非ステロイド性抗炎症成分を使用する場合には空腹時をさけ、多めの水で服用することを伝える。
- 高血圧、心臓病、甲状腺機能障害、糖尿病、前立腺肥大の既往歴がある方は、メチルエフェドリン塩酸塩、プソイドエフェドリン塩酸塩などの交感神経を刺激する成分の場合、症状を悪化させるおそれがあるため使用をさける。
- 緑内障、前立腺肥大、排尿障害の既往歴がある方は、抗ヒスタミン成分、抗コリン成分は症状を悪化させるおそれがあるため使用をさける。

■ 注意すべきおもな飲み合わせ

非ステロイド性抗炎症成分	×	降圧剤（β遮断薬、アンジオテンシン変換酵素阻害薬、アンジオテンシンⅡ受容体拮抗薬）	→	降圧効果を弱めるおそれ ➡アセトアミノフェンをすすめる。
非ステロイド性抗炎症成分	×	リチウム製剤（躁うつ病治療薬）	→	リチウム中毒のおそれ ➡リチウム製剤を服用されている方には、アセトアミノフェンをすすめる。
非ステロイド性抗炎症成分、アセトアミノフェン	×	ワルファリン（抗血液凝固薬）	→	ワルファリンの作用が強まり、出血しやすくなるおそれ ➡ワルファリンを服用されている方には、受診をすすめる。

■ 成分ごとのおもな副作用

● 解熱鎮痛成分（非ステロイド性抗炎症成分）	胃腸障害、アスピリン喘息など ● 小児、胃腸の弱い方、アレルギー体質の方にはアセトアミノフェンをすすめる。
● アセトアミノフェン	肝機能障害（倦怠感、白目が黄色くなるなど） ● アルコールをよく摂取する方に起こりやすい。
● 抗ヒスタミン成分	眠気、排尿障害など
● 抗コリン成分	目のかすみ、まぶしさ、口渇、便秘、排尿障害など
● 鎮咳成分（コデイン類）	便秘、眠気、呼吸抑制 ● 長期の使用、乱用に注意。

第1章

● 症状別OTC薬の選び方 第2章

第3章

成分早見表

発熱・痛みが起こるしくみと解熱鎮痛成分

（非ステロイド性抗炎症成分）

1 刺激（組織の損傷や炎症）により、細胞内でホスホリパーゼA_2という酵素が活性化されます。

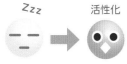

Zzz → 活性化

ホスホリパーゼA_2

2 活性化したホスホリパーゼA_2は、細胞膜のリン脂質からアラキドン酸を遊離させます。

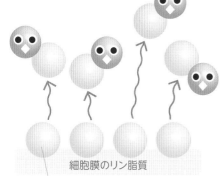

細胞膜のリン脂質

アラキドン酸

3 遊離したアラキドン酸は、伝達物質代謝の連鎖を引き起こします。アラキドン酸を出発点として滝（カスケード）のように進行する一連の流れをアラキドン酸カスケードとよびます。（右図）

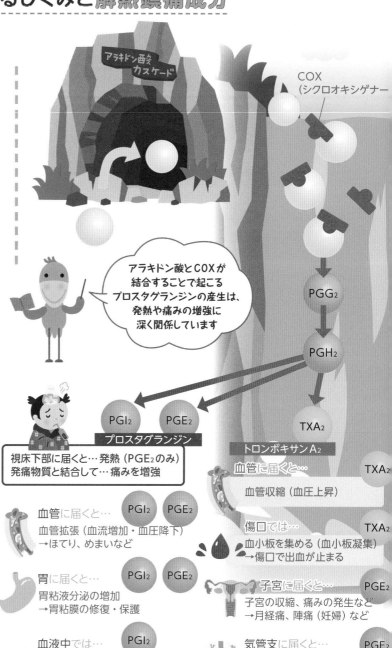

アラキドン酸カスケード

COX（シクロオキシゲナー

アラキドン酸とCOXが結合することで起こるプロスタグランジンの産生は、発熱や痛みの増強に深く関係しています

PGG_2

PGH_2

PGI_2　PGE_2

プロスタグランジン

視床下部に届くと…発熱（PGE_2のみ）
発痛物質と結合して…痛みを増強

血管に届くと…　PGI_2　PGE_2
血管拡張（血流増加・血圧降下）
→ほてり、めまいなど

胃に届くと…　PGI_2　PGE_2
胃粘液分泌の増加
→胃粘膜の修復・保護

血液中では…　PGI_2
血小板凝集を抑制
→血液サラサラ効果

TXA_2

トロンボキサンA_2

血管に届くと…　TXA_2
血管収縮（血圧上昇）

傷口では…　TXA_2
血小板を集める（血小板凝集）
→傷口で出血が止まる

子宮に届くと…　PGE_2
子宮の収縮、痛みの発生など
→月経痛、陣痛（妊婦）など

気管支に届くと…　PGE_2
気管支の拡張、抗炎症

非ステロイド性抗炎症成分の役割

5-リポキシゲナーゼ

非ステロイド性抗炎症成分は、アラキドン酸カスケードにおいてCOXを阻害することでプロスタグランジンやトロンボキサンA₂の産生を抑制します。 抗炎症・解熱鎮痛作用のある成分として、かぜ薬や解熱鎮痛薬などに用いられます。

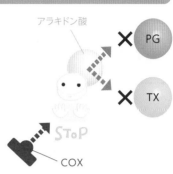

アラキドン酸

× PG

× TX

STOP

COX

OTC薬には

・アスピリン
・イブプロフェン
・ロキソプロフェン（第1類医薬品）

などが使われています。

アラキドン酸に
COXが結合しないよう
非ステロイド性抗炎症成分
が守ってくれます

ロイコトリエン

LT

気管支に届くと… LT
気管支の収縮
→喘息発作を誘発することがある

血管に届くと… LT
血管拡張

全身では… LT
・炎症箇所に白血球をよぶ→発熱・膿
・粘液の分泌を促進するなどのアレルギー反応→鼻水や痰の増加

副作用 非ステロイド性抗炎症成分はプロスタグランジンやトロンボキサンA₂の産生を抑制するため、以下の副作用を起こす可能性がある。
・胃腸障害（潰瘍や炎症）
・アスピリン喘息（気管支の収縮・炎症）

アセトアミノフェンは、非ステロイド性抗炎症成分と同様にCOXを阻害する働きがあります。ただしその作用は弱く、抗炎症作用はほとんどないため、非ステロイド性抗炎症成分には分類されていません。
比較的安全な成分で、妊婦や小児でも原則服用可能です（妊婦はかかりつけ医に相談したうえで使用することが望ましい）。

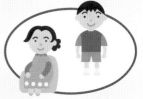

咳が起こるしくみと鎮咳成分

（デキストロメトルファン臭化水素酸塩水和物、コデイン類など）

1 ほこりや花粉、ウイルスといった異物が侵入すると、鼻（鼻孔・副鼻腔）、喉（咽頭・喉頭）、気道・気管支などの粘膜の表面にある咳センサー（咳受容体）が反応します。

2 求心性神経を経由して延髄にある咳中枢に伝わります。

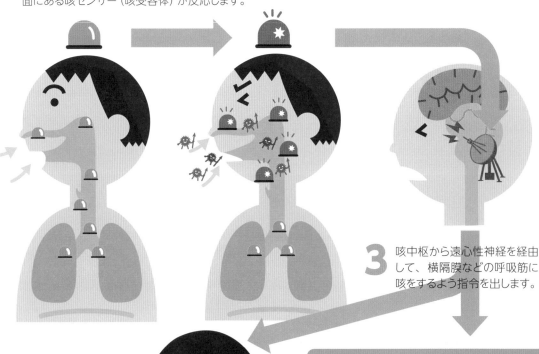

3 咳中枢から遠心性神経を経由して、横隔膜などの呼吸筋に咳をするよう指令を出します。

4 ゴホン！と咳が出ます。

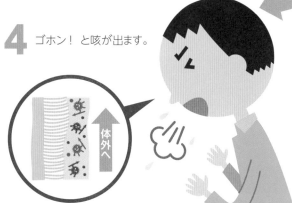

咳自体は、異物を体外に排出しようとする反応で、身体を守るしくみのひとつですが、長く続くと体力を奪い、安眠の妨げにもなります。

鎮咳成分の役割

デキストロメトルファン臭化水素酸塩水和物、コデイン類などの鎮咳成分は、興奮している咳中枢に直接働きかけて咳中枢を鎮めます。

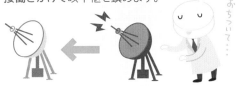

副作用 コデイン類は中枢や末梢神経への作用により、以下の副作用を起こす可能性がある。
・眠気
・便秘

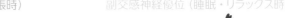

鼻水・鼻づまりが起こるしくみと関連成分

（抗コリン成分／抗ヒスタミン成分）

●抗コリン成分（副交感神経遮断成分）の作用

人間の身体は、交感神経と副交感神経の相反する作用により、バランスが保たれています。
そしてそれらの作用は、神経伝達物質の放出と受け取りによって引き起こされます。

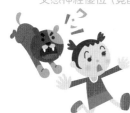

交感神経優位（覚醒・緊張時）

アドレナリン放出

受容体

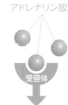

アセチルコリン
（受容体にくっつけない）

抗コリン成分
（受容体に先にくっつく）

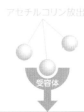

副交感神経優位（睡眠・リラックス時）

アセチルコリン放出

受容体

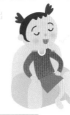

アセチルコリンが鼻粘膜で受容されると鼻水、鼻づまりの原因になることも…

散大する★	瞳孔	縮小する
涙が出ない	涙腺	涙が出る
唾液が減る★	唾液腺	唾液が増える
拡張する	気管	収縮する
呼吸促進	肺	呼吸抑制
心拍が多く強くなる	心臓	心拍が少なく弱くなる
収縮する（血圧上昇）★	末梢血管	拡張する（鼻づまり）
汗が出る	汗腺	作用なし
運動抑制★	胃腸	消化促進

アセチルコリンが鼻粘膜にある受容体（レセプター）に受け取られると鼻水が出るほか、鼻腔の末梢血管が拡張して鼻づまりが起こります。鼻炎薬の**抗コリン成分**（ベラドンナ総アルカロイドなど）は、**アセチルコリンに先回りして受容体に結合する**ことで鼻粘膜の受容体との結合を阻止し、鼻水を止めたり、鼻腔内の充血を鎮めて鼻づまりを解消させたりします。

副作用

抗コリン成分はアセチルコリンと受容体の結合を抑制するため、対応する交感神経の作用（上表の★）が強まり、以下の副作用（抗コリン作用）を起こす可能性がある。
・口の中が渇く（唾液が減る）
・血圧上昇（末梢血管収縮）
・まぶしい（瞳孔散大）
・胃腸の不調（運動抑制）

●抗ヒスタミン成分の作用

人間の身体には、色々な防衛機能（免疫）が備わっていて、アレルギー反応もその一種ですが…

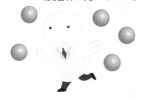

抗体

顆粒

ヒスタミンなど

マスト細胞
表面にはセンサー（抗体）がびっしり。
ヒスタミンなどが顆粒に貯留されている

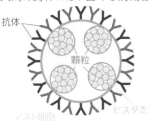

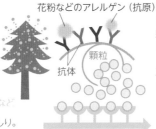

花粉などのアレルゲン（抗原）

抗体

顆粒

抗体に抗原がくっつくと、
顆粒が割れてヒスタミンなどが放出される。

放出されたヒスタミンなどが受容体と結合すると…

・血管拡張（鼻づまり）
・平滑筋収縮（気管収縮）
・腺分泌促進（鼻水、痰）

受容体

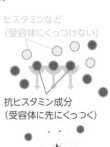

ヒスタミンなど
（受容体にくっつけない）

抗ヒスタミン成分
（受容体に先にくっつく）

常備できる総合感冒薬がほしい①

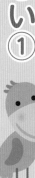

子どもから大人まで家族で飲めるかぜ薬

パブロンSα〈微粒〉

大正製薬　　　　　　　　　　　第②類医薬品

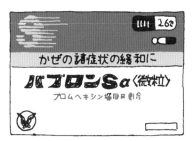

効果・効能

かぜの諸症状（咳、痰、のどの痛み、くしゃみ、鼻水、鼻づまり、悪寒、発熱、頭痛、関節の痛み、筋肉の痛み）の緩和

有効成分

（1包中）
ブロムヘキシン塩酸塩：4mg、デキストロメトルファン臭化水素酸塩水和物：16mg、dl-メチルエフェドリン塩酸塩：20mg、アセトアミノフェン：300mg、マレイン酸カルビノキサミン：2.5mg、無水カフェイン：25mg、ビスイブチアミン（ビタミンB₁誘導体）：8mg、リボフラビン（ビタミンB₂）：4mg

用法・用量

1回量（1日3回／食後なるべく30分以内に服用）
15歳以上：1包
11〜14歳：2/3包
7〜10歳：1/2包
3〜6歳：1/3包
1〜2歳：1/4包
1歳未満：服用しないこと

特長

・ブロムヘキシン塩酸塩がのどに付着した原因物質の排出を助け、かぜの諸症状をやわらげる。
・子どもから大人まで服用できるので、子どものいる家庭の常備薬におすすめ。
・さらさら感を追求した服用しやすい微粒剤。

かぜの11症状に効く。5歳から飲めるかぜ薬

エスタック総合感冒

エスエス製薬　　　　　　　　　　第②類医薬品

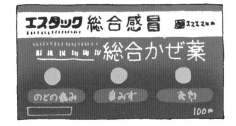

効果・効能

かぜの諸症状（のどの痛み、鼻水、鼻づまり、発熱、悪寒、頭痛、くしゃみ、咳、痰、関節の痛み、筋肉の痛み）の緩和

有効成分

（1日服用量）
アセトアミノフェン：900mg、クロルフェニラミンマレイン酸塩：7.5mg、デキストロメトルファン臭化水素酸塩水和物：48mg、dl-メチルエフェドリン塩酸塩：60mg、ヘスペリジン：45mg、カンゾウエキス：187.5mg（カンゾウ750mgに相当）、ショウキョウ末：150mg、無水カフェイン：75mg

用法・用量

次の1回量（1日3回／食後なるべく30分以内に服用）15歳以上：3錠
11〜14歳：2錠
5〜10歳：1錠
5歳未満：服用しないこと

特長

・かぜの11症状すべてに効く。
・5歳から服用できるファミリー向けかぜ薬。
・飲みやすい小粒のフィルムコーティング錠。

熱、のど、鼻、咳、すべてのかぜ症状に効く

新ルルAゴールドDX

第一三共ヘルスケア　　　　　　　第②類医薬品

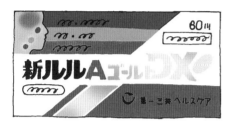

効果・効能

かぜの諸症状（鼻水、鼻づまり、咳、痰、のどの痛み、発熱、悪寒、頭痛、くしゃみ、関節の痛み、筋肉の痛み）の緩和

有効成分

（1日服用量）
クレマスチンフマル酸塩：1.34mg（クレマスチンとして1mg）、ベラドンナ総アルカロイド：0.3mg、ブロムヘキシン塩酸塩：12mg、トラネキサム酸：420mg、アセトアミノフェン：900mg、dl-メチルエフェドリン塩酸塩：60mg、ジヒドロコデインリン酸塩：24mg、無水カフェイン：60mg、ベンフォチアミン（ビタミンB_1誘導体）：24mg

用法・用量

1回量（1日3回／食後なるべく30分以内に服用）
15歳以上：3錠
12〜14歳：2錠
12歳未満：服用しないこと

特長

• 発熱、のどの痛み、鼻水、鼻づまり、咳・痰など、かぜの11症状すべてに効く成分を配合。
• かぜのひき始めに、また家庭の常備薬としてもおすすめ。

商品をおすすめするポイント

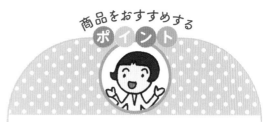

パブロンSα〈微粒〉

去痰成分にはスイッチOTC成分であるブロムヘキシン塩酸塩を配合しているため、咳、痰をはじめとした、のどの痛み、鼻水、鼻づまりなどのかぜの諸症状に効きます。微粒のほかに錠剤があり、微粒は1歳から、錠剤は5歳から服用可能なため、小さなお子様のいるご家庭の常備薬にもおすすめです。持ち運びに便利な個包装。

エスタック総合感冒

5歳から服用可能な総合かぜ薬です。かぜの諸症状を緩和する成分に加え、発汗・解熱作用をもつショウキョウ末、咳、痰、のどの炎症を抑えるカンゾウエキスなどの生薬成分も配合されています。錠剤は小粒で飲みやすいため、大きい錠剤が苦手という方にもおすすめできます。

新ルルAゴールドDX

9種類の有効成分で、かぜの11症状すべてに優れた効き目を発揮するかぜ薬。ルルAシリーズのなかで初めてトラネキサム酸を配合しているため、とくにのどの症状がつらい方におすすめです。小粒の糖衣錠のため、錠剤の服用が苦手な方でも比較的服用しやすい商品です。12歳から服用できます。

気道粘膜をケア、かぜのつらい症状に効く

パブロンエースPro微粒

大正製薬　　　　　　　　　　　　　　　第②類医薬品

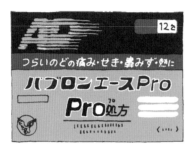

効果・効能

かぜの諸症状（のどの痛み、咳、痰、鼻水、鼻づまり、くしゃみ、発熱、悪寒、頭痛、関節の痛み、筋肉の痛み）の緩和

有効成分

(1包中)
イブプロフェン：200mg、L-カルボシステイン：250mg、アンブロキソール塩酸塩：15mg、ジヒドロコデインリン酸塩：8mg、dl-メチルエフェドリン塩酸塩：20mg、クロルフェニラミンマレイン酸塩：2.5mg、リボフラビン（ビタミンB₂）：4mg

用法・用量

1回量（1日3回／食後なるべく30分以内に服用）
15歳以上：1包
15歳未満：服用しないこと

特長

• ウイルスや細菌が付着する気道粘膜バリアの清浄化と修復をケアするアンブロキソール塩酸塩とL-カルボシステイン、熱・のどの痛みに作用するイブプロフェンをパブロンシリーズで最大量の600mg配合。
• つらいのどの痛み、咳、鼻水、熱などに効果を現す。
• 微粒子を1粒1粒コーティングした苦味を感じにくい微粒剤。

イブプロフェンを最大量配合※でのどの痛みや熱によく効く

コルゲンコーワIB錠TXα

興和　　　　　　　　　　　　　　　　　第②類医薬品

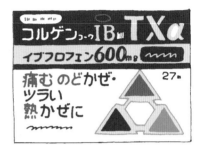

効果・効能

かぜの諸症状（のどの痛み、発熱、悪寒、頭痛、咳、痰、鼻水、鼻づまり、くしゃみ、関節の痛み、筋肉の痛み）の緩和

有効成分

(9錠中)
イブプロフェン：600mg、トラネキサム酸：750mg、アンブロキソール塩酸塩：45mg、d-クロルフェニラミンマレイン酸塩：3.5mg、ジヒドロコデインリン酸塩：24mg、dl-メチルエフェドリン塩酸塩：60mg、無水カフェイン：75mg

用法・用量

1回量（1日3回／食後なるべく30分以内に服用）
15歳以上：3錠
15歳未満：服用しないこと

特長

• イブプロフェンを最大量※の600mg配合。痛むのどかぜ、つらい熱かぜに効く総合かぜ薬。
• 抗炎症成分であるトラネキサム酸や去痰成分のアンブロキソール塩酸塩など、優れた効果を現す7つの有効成分が効果的に働いて、つらいかぜの諸症状をやわらげる。

※コルゲンシリーズ内で最大量

● 症状別 OTC薬の選び方

> クイックアクションでのどの痛み、熱によく効く

エスタックイブファインEX

エスエス製薬　　　　　　　　第②類医薬品

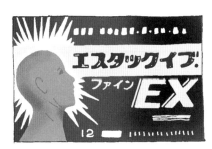

・・・・・・・ 効果・効能 ・・・・・・・

かぜの諸症状（のどの痛み、発熱、咳、鼻水、鼻づまり、痰、関節の痛み、筋肉の痛み、くしゃみ、悪寒、頭痛）の緩和

・・・・・・・ 有効成分 ・・・・・・・

（1日服用量）
イブプロフェン：450mg、ヨウ化イソプロパミド：6mg、クロルフェニラミンマレイン酸塩：7.5mg、アンブロキソール塩酸塩：45mg、ジヒドロコデインリン酸塩：24mg、dl-メチルエフェドリン塩酸塩：60mg、無水カフェイン：75mg、酸化マグネシウム：300mg

・・・・・・・ 用法・用量 ・・・・・・・

次の1回量（1日3回／食後なるべく30分以内に服用）
15歳以上：2錠
15歳未満：服用しないこと

・・・・・・・ 特長 ・・・・・・・

・イブプロフェンと酸化マグネシウムの同時配合で、のどの痛み、熱に優れた効果を発揮。
・鼻症状にも効果の高いヨウ化イソプロパミド、クロルフェニラミンマレイン酸塩を配合。
・アンブロキソール塩酸塩が咳の原因となる痰の排出を促進。

商品をおすすめする
ポイント

パブロンエースPro微粒

発熱やのどの痛み、頭痛に効くイブプロフェンをパブロンシリーズで最大量の600mg（1日あたり）配合。去痰成分としてL-カルボシステインとアンブロキソール塩酸塩の2種類を配合。痰がからむ咳をはじめ、のどの痛み、鼻水、熱など、かぜの諸症状に優れた効き目を発揮します。微粒のほかに錠剤があり、錠剤はPTP包装のため携帯にも便利です。

コルゲンコーワIB錠TXα

抗炎症成分であるトラネキサム酸と解熱鎮痛成分であるイブプロフェン（1日あたり600mg配合）がのどの痛みや腫れを効果的に抑えます。そのほか、鎮咳成分のジヒドロコデインリン酸塩と去痰成分のアンブロキソール塩酸塩が同時配合されているため、痰がからむつらい咳にも効果を発揮します。PTP包装のため携帯にも便利です。

エスタックイブファインEX

発熱、のどの痛みに効くイブプロフェンを配合。つらいかぜの症状を緩和します。エスエス製薬独自開発のクイックアクション製法により、これまで困難だったイブプロフェンと酸化マグネシウム（制酸剤）の同時配合に成功。胃が弱い方、かぜ薬で胃が荒れやすい方にもおすすめです。

イブプロフェン配合で熱、のどの痛みに速く効く

のどぬ～る鎮痛カプセルa

小林製薬　　第②類医薬品

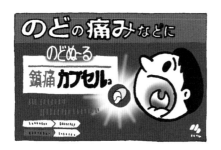

効果・効能

咽喉痛、頭痛、耳痛、神経痛、歯痛、抜歯後の疼痛、関節痛、腰痛、筋肉痛、肩こり痛、打撲痛、骨折痛、ねんざ痛、月経痛（生理痛）、外傷痛の鎮痛、悪寒、発熱時の解熱

有効成分

（1日服用量）
イブプロフェン：450mg、トラネキサム酸：420mg、乾燥水酸化アルミニウムゲル：208.5mg

用法・用量

1回量（1日3回を限度／なるべく空腹時をさけて水またはお湯で服用する。服用間隔は4時間以上あける）
15歳以上：3カプセル
15歳未満：服用しないこと

特長

- 鎮痛成分イブプロフェン配合で、のどの痛みに速く効く。
- 抗炎症成分トラネキサム酸配合で、炎症を起こしている患部に効果的に作用。
- 飲みやすいソフトカプセル。

のどの炎症を抑える独自配合

ルルアタックEX

第一三共ヘルスケア　　第②類医薬品

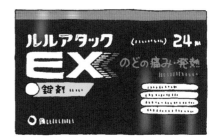

効果・効能

かぜの諸症状（のどの痛み、発熱、悪寒、頭痛、鼻水、鼻づまり、くしゃみ、咳、痰、関節の痛み、筋肉の痛み）の緩和

有効成分

（1日服用量）
トラネキサム酸：750mg、イブプロフェン：450mg、クレマスチンフマル酸塩：1.34mg（クレマスチンとして1mg）、ブロムヘキシン塩酸塩：12mg、dl-メチルエフェドリン塩酸塩：60mg、ジヒドロコデインリン酸塩：24mg、チアミン硝化物（ビタミンB$_1$硝酸塩）：25mg、リボフラビン（ビタミンB$_2$）：12mg

用法・用量

1回量（1日3回／食後なるべく30分以内に服用）
15歳以上：2錠
15歳未満：服用しないこと

特長

- トラネキサム酸、イブプロフェン、クレマスチンフマル酸塩、ブロムヘキシン塩酸塩などを独自配合した総合かぜ薬。
- 2つの抗炎症成分トラネキサム酸、イブプロフェンがつらいのどの痛み、発熱に優れた効果を発揮。
- 持ち運びに便利なPTP包装。

つらい咳、痰、発熱に効くかぜ薬

ストナプラスジェルS

佐藤製薬　　　　　　　　第②類医薬品

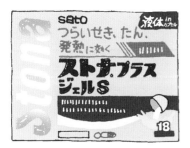

・・・・・・・・【効果・効能】・・・・・・・・

かぜの諸症状（咳、痰、発熱、悪寒（発熱による寒気）、鼻水、鼻づまり、くしゃみ、のどの痛み、頭痛、関節の痛み、筋肉の痛み）の緩和

・・・・・・・・【有効成分】・・・・・・・・

（6カプセル中）
L-カルボシステイン：750mg、ブロムヘキシン塩酸塩：12mg、dl-メチルエフェドリン塩酸塩：60mg、ジヒドロコデインリン酸塩：24mg、ノスカピン：48mg、アセトアミノフェン：900mg、ジフェニルピラリン塩酸塩：4mg、無水カフェイン：50mg、リボフラビン（ビタミンB_2）：12mg

・・・・・・・・【用法・用量】・・・・・・・・

1回量（1日3回／食後なるべく30分以内に服用）
15歳以上：2カプセル
12〜14歳：1カプセル
12歳未満：服用しないこと

・・・・・・・・【特長】・・・・・・・・

- 痰に優れた効果を現すL-カルボシステイン、ブロムヘキシン塩酸塩を配合。
- ノスカピンを配合し、つらい咳を鎮める。
- 飲みやすいソフトカプセルで、中味は液状につくられている。

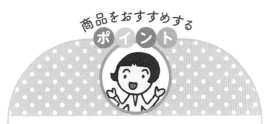

商品をおすすめする
ポイント

のどぬ〜る鎮痛カプセルa

解熱鎮痛成分のイブプロフェンがのどの痛みを、抗炎症成分のトラネキサム酸がのどの炎症を抑えるダブル効果。のどの痛みに特化した商品です。かぜでつばを飲み込むのもつらい方におすすめです。乾燥水酸化アルミニウムゲルが配合されているため、胃が弱い方にもおすすめできます。飲みやすいソフトカプセルで素早い効き目が期待できます。15歳から服用可能です。

ルルアタックEX

解熱鎮痛成分のイブプロフェンのほか、抗炎症成分のトラネキサム酸も配合されており、のどの痛み、炎症に優れた効果を発揮します。そのほか、熱、鼻水、咳など幅広い症状に効く総合かぜ薬です。錠剤と顆粒があるので、お客様のニーズにあわせておすすめしましょう。錠剤のパッケージには持ち運びに便利なPTP包装を使用。15歳から服用可能です。

ストナプラスジェルS

2種類の去痰成分L-カルボシステイン、ブロムヘキシン塩酸塩に加え、2種類の鎮咳成分ジヒドロコデインリン酸塩、ノスカピン配合で、痰がからむひどい咳を伴うかぜに効果を発揮します。飲みやすいソフトカプセルで、速い効果が期待できます。12歳から服用可能です。

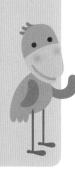

エスタックイブ NT

エスエス製薬　　第②類医薬品

つらいかぜの「鼻」症状に効果の高い成分を配合

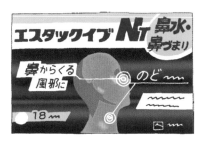

効果・効能

かぜの諸症状（鼻水、鼻づまり、のどの痛み、くしゃみ、咳、痰、悪寒、発熱、頭痛、関節の痛み、筋肉の痛み）の緩和

有効成分

（1日服用量）
イブプロフェン：450mg、ヨウ化イソプロパミド：6mg、クロルフェニラミンマレイン酸塩：7.5mg、ジヒドロコデインリン酸塩：24mg、dl-メチルエフェドリン塩酸塩：60mg、無水カフェイン：75mg、チアミン硝化物（ビタミンB₁硝酸塩）：24mg、アスコルビン酸（ビタミンC）：300mg

用法・用量

次の1回量（1日3回／食後なるべく30分以内に服用）
15歳以上：3錠
15歳未満：服用しないこと

特長

・くしゃみ、鼻水、鼻づまりに効果の高い2つの成分（ヨウ化イソプロパミド、クロルフェニラミンマレイン酸塩）を配合。
・イブプロフェンが熱を下げ、のどの痛みにも優れた効果を発揮。

ストナジェルサイナス EX

佐藤製薬　　第②類医薬品

「鼻症状特化型」のかぜ薬

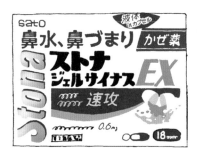

効果・効能

かぜの諸症状（鼻水、鼻づまり、くしゃみ、のどの痛み、咳、痰、悪寒（発熱による寒気）、発熱、頭痛、関節の痛み、筋肉の痛み）の緩和

有効成分

（6カプセル中）
ベラドンナ総アルカロイド：0.6mg、ジフェニルピラリン塩酸塩：4mg、アセトアミノフェン：900mg、dl-メチルエフェドリン塩酸塩：60mg、ジヒドロコデインリン酸塩：24mg、ノスカピン：48mg、アンブロキソール塩酸塩：45mg、無水カフェイン：75mg、リボフラビン（ビタミンB₂）：12mg

用法・用量

1回量（1日3回／食後なるべく30分以内に服用）
15歳以上：2カプセル
15歳未満：服用しないこと

特長

・鼻水、鼻づまりを伴うかぜに優れた効果を発揮。
・一般用鼻炎薬承認基準で最大量のベラドンナ総アルカロイドを配合。
・アンブロキソール塩酸塩を配合。鼻粘膜の分泌を正常化し、たまった鼻水を排出する。
・飲みやすいソフトカプセルで、中味は液状につくられている。

鼻水・鼻づまりがつらいかぜによく効く

ルルアタックNX

第一三共ヘルスケア　　　　　　　　第②類医薬品

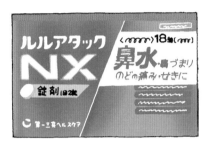

━━━━━━ 効果・効能 ━━━━━━

かぜの諸症状（鼻水、鼻づまり、のどの痛み、咳、痰、発熱、悪寒、くしゃみ、頭痛、関節の痛み、筋肉の痛み）の緩和

━━━━━━ 有効成分 ━━━━━━

（1日服用量）
イブプロフェン：450mg、ベラドンナ総アルカロイド：0.3mg、クレマスチンフマル酸塩：1.34mg、ブロムヘキシン塩酸塩：12mg、ジヒドロコデインリン酸塩：24mg、dl-メチルエフェドリン塩酸塩：60mg、無水カフェイン：75mg、ベンフォチアミン（ビタミンB$_1$誘導体）：25mg、リボフラビン（ビタミンB$_2$）：12mg

━━━━━━ 用法・用量 ━━━━━━

1回量（1日3回／食後なるべく30分以内に服用）
15歳以上：2錠
15歳未満：服用しないこと

━━━━━━ 特長 ━━━━━━

・ベラドンナ総アルカロイドが、鼻水などのかぜの鼻症状に効果を発揮。
・クレマスチンフマル酸塩がかぜのアレルギー症状（鼻水、鼻づまりなど）を持続的に抑える。
・イブプロフェンがのどの痛みや発熱に効果を発揮。
・ブロムヘキシン塩酸塩が咳の原因となる痰を出しやすくし、ジヒドロコデインリン酸塩とdl-メチルエフェドリン塩酸塩が、つらい咳を鎮める。

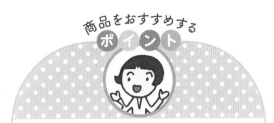

商品をおすすめする **ポイント**

エスタックイブNT

抗コリン作用により鼻汁の分泌を抑制するヨウ化イソプロパミドと、抗ヒスタミン作用により鼻水、鼻づまり、くしゃみを緩和するクロルフェニラミンマレイン酸塩のダブルの効果でつらいかぜの鼻症状によく効きます。PTP包装を採用しており、持ち運びにも便利です。15歳から服用可能です。

ストナジェルサイナスEX

抗コリン成分であるベラドンナ総アルカロイドが、市販のかぜ薬で初めて一般用鼻炎薬の最大基準量である0.6mg（1日あたり）配合された商品です。さらに、抗ヒスタミン成分のジフェニルピラリン塩酸塩も配合されており、鼻水、鼻づまりなどの鼻症状に特化した総合かぜ薬です。飲みやすいソフトカプセルで、速い効果が期待できます。15歳から服用可能です。

ルルアタックNX

鼻汁分泌抑制成分のベラドンナ総アルカロイドと、抗ヒスタミン成分のクレマスチンフマル酸塩がかぜによるつらい鼻症状に効果を発揮します。さらに、麻薬性鎮咳成分のジヒドロコデインリン酸塩も配合されているため、鼻水のほか、咳がつらい方にもおすすめです。PTP包装を採用しており、持ち運びも便利です。15歳から服用できます。

生薬成分配合の眠くならないかぜ薬

改源

カイゲンファーマ 第②類医薬品

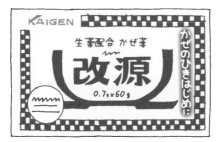

●●●●●●●【 効果・効能 】●●●●●●●

かぜの諸症状（のどの痛み、咳、痰、悪寒、発熱、頭痛、関節の痛み、筋肉の痛み）の緩和

●●●●●●●【 有効成分 】●●●●●●●

（3包［大人1日服用量］中）
アセトアミノフェン：900mg、dl-メチルエフェドリン塩酸塩：30mg、無水カフェイン：75mg、カンゾウ末：200mg、ケイヒ末：200mg、ショウキョウ末：100mg

●●●●●●●【 用法・用量 】●●●●●●●

1回量（1日3回／食後なるべく30分以内に服用）
15歳以上：1包
11歳以上15歳未満：2/3包
7歳以上11歳未満：1/2包
3歳以上7歳未満：1/3包
1歳以上3歳未満：1/4包
1歳未満：服用しないこと

●●●●●●●【 特長 】●●●●●●●

- 非ピリン系のかぜ薬で、眠くなりやすい成分（抗ヒスタミン剤）は入っていない。
- かぜの回復を助ける生薬成分のカンゾウ末、ケイヒ末、ショウキョウ末を配合。

生薬エキスと洋薬でダブルの効き目

パブロン50錠

大正製薬 第2類医薬品

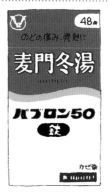

●●●●●●●【 効果・効能 】●●●●●●●

かぜの諸症状（のどの痛み、発熱、悪寒、頭痛、関節の痛み、筋肉の痛み、痰）の緩和

●●●●●●●【 有効成分 】●●●●●●●

（4錠中）
アセトアミノフェン：150mg、グアヤコールスルホン酸カリウム：80mg、バクモンドウ（麦門冬）533.3mg、カンゾウ（甘草）：133.3mg、コウベイ（粳米）：666.7mg、タイソウ（大棗）：200mg、ニンジン（人参）：133.3mg、ハンゲ（半夏）：333.3mg

●●●●●●●【 用法・用量 】●●●●●●●

1回量（1日3回／食後なるべく30分以内に服用）
15歳以上：4錠
15歳未満：服用しないこと

●●●●●●●【 特長 】●●●●●●●

- 生薬エキスと洋薬を配合したダブル処方の優れた効き目。
- のどの粘膜を修復し、潤して痰を除く麦門冬湯乾燥エキス、のどの痛みをやわらげ熱を下げるアセトアミノフェンなどを配合。
- 抗ヒスタミン剤、ジヒドロコデインリン酸塩、dl-メチルエフェドリン塩酸塩など、眠気や便秘、血圧に影響する成分を含まない。

小青竜湯エキス配合で優れた効き目

ストナデイタイム

佐藤製薬　　　　　　　　　　　第②類医薬品

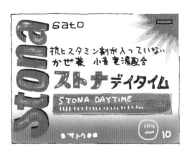

効果・効能

かぜの諸症状（発熱、頭痛、のどの痛み、咳、痰、悪寒、関節の痛み、筋肉の痛み）の緩和

有効成分

（1日服用量）
アセトアミノフェン：450mg、エテンザミド：750mg、ジヒドロコデインリン酸塩：18mg、グアヤコールスルホン酸カリウム：225mg、小青竜湯乾燥エキス：800mg、無水カフェイン：75mg

用法・用量

1回量（1日3回／食後なるべく30分以内に服用）
15歳以上：1包
12～14歳：2/3包
12歳未満：服用しないこと

特長

- かぜの諸症状に効果を現す小青竜湯乾燥エキスを配合。抗ヒスタミン剤が入っていないかぜ薬。
- ジヒドロコデインリン酸塩が咳を鎮め、グアヤコールスルホン酸カリウムが痰を出しやすくする。
- アセトアミノフェンとエテンザミドが熱を下げ、痛みを抑える。

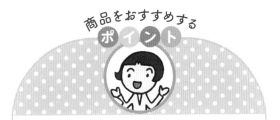

商品をおすすめするポイント

改源

解熱鎮痛成分のアセトアミノフェン、鎮咳成分のdl-メチルエフェドリン塩酸塩に加え、咳や痰に効くカンゾウ末、解熱鎮痛効果があるケイヒ末、咳を鎮めるショウキョウ末の3種の生薬成分が身体の回復を助けます。粉末状の剤形で、1歳から服用可能なため、家族みんなで服用したいという方にもおすすめ。生薬独特の風味が苦手な方には注意が必要です。

パブロン50錠

咳などで傷んだのどの粘膜を修復し、痰を排出する麦門冬湯乾燥エキス、熱や痛みに効くアセトアミノフェン、痰を出しやすくするグアヤコールスルホン酸カリウムが配合されている商品です。熱や咳、のどの痛みなどの症状にお悩みの方におすすめ。1回に4錠の服用が必要なため、錠剤が苦手な方には注意が必要。15歳から服用可能です。

ストナデイタイム

アセトアミノフェンとエテンザミドの2種の解熱鎮痛成分に加え、鎮咳成分と去痰成分、さらに8種の生薬からなる小青竜湯乾燥エキスを配合した商品です。かぜの諸症状に広く効果を発揮するため、さまざまな症状が出ている方におすすめ。服用しやすい細粒状で、12歳から服用可能です。

アセトアミノフェン承認基準※最大量配合

新コンタックかぜ総合

グラクソ・スミスクライン・コンシューマー・ヘルスケア・ジャパン　第②類医薬品

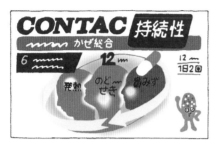

効果・効能

かぜの諸症状（発熱、のどの痛み、せき、鼻みず、鼻づまり、たん、くしゃみ、悪寒、頭痛、関節の痛み、筋肉の痛み）の緩和

有効成分

（成人1日量）
アセトアミノフェン：900mg、無水カフェイン：75mg、デキストロメトルファン臭化水素酸塩水和物：48mg、dl-メチルエフェドリン塩酸塩：40mg、ブロムヘキシン塩酸塩：8mg、d-クロルフェニラミンマレイン酸塩：3.5mg

用法・用量

下記の1回量を1日2回（朝夕）食後なるべく30分以内に服用
15歳以上：2カプセル
7歳以上15歳未満：1カプセル
7歳未満：服用しないこと

特長

- アセトアミノフェンが一般用かぜ薬承認基準で認められている最大量含まれており、熱、のどの痛み、頭痛、関節痛に優れた効果が期待できる。
- dl-クロルフェニラミンマレイン酸塩に比べ、眠気が生じにくいとされるd-クロルフェニラミンマレイン酸塩を配合。鼻水、鼻づまり、くしゃみをやわらげる。

※承認基準とは厚生労働省が承認事務の効率化を図るために定めた医薬品の範囲のこと

2種類の顆粒が時間差で溶け、効果が持続

プレコール持続性カプセル

第一三共ヘルスケア　第②類医薬品

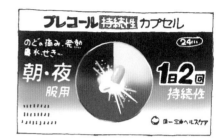

効果・効能

かぜの諸症状（のどの痛み、発熱、鼻水、鼻づまり、咳、痰、悪寒、頭痛、関節の痛み、筋肉の痛み、くしゃみ）の緩和

有効成分

（1日服用量）
イソプロピルアンチピリン（ピリン系）：300mg、アセトアミノフェン：450mg、クロルフェニラミンマレイン酸塩：7.5mg、ジヒドロコデインリン酸塩：12mg、dl-メチルエフェドリン塩酸塩：60mg、カンゾウエキス末：118mg（原生薬として983mg）、無水カフェイン：75mg

用法・用量

1回量（1日2回／朝夕食後なるべく30分以内に服用）
15歳以上：2カプセル
15歳未満：服用しないこと

特長

- カプセル内の2種類の顆粒が時間差で効果を発揮。1日2回の服用で効き目が続く。
- イソプロピルアンチピリンとアセトアミノフェン配合で、のどの痛み、発熱によく効く。
- 7種の成分でつらいかぜの11症状に効く。

1日2回でかぜの11症状によく効く

ルルアタックTR

第一三共ヘルスケア 　　　　　　　　第②類医薬品

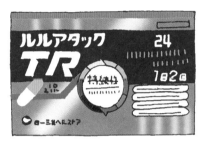

・・・・・・ 効果・効能 ・・・・・・

かぜの諸症状（のどの痛み、鼻水、鼻づまり、くしゃみ、咳、痰、発熱、悪寒、頭痛、関節の痛み、筋肉の痛み）の緩和

・・・・・・ 有効成分 ・・・・・・

（1日服用量）
イブプロフェン：400mg、グリチルリチン酸：26mg、ヨウ化イソプロパミド：5mg、d-クロルフェニラミンマレイン酸塩：3.5mg、デキストロメトルファン臭化水素酸塩水和物：48mg、dl-メチルエフェドリン塩酸塩：60mg、無水カフェイン：75mg

・・・・・・ 用法・用量 ・・・・・・

1回量（1日2回／朝夕食後なるべく30分以内に服用）
15歳以上：2カプセル
15歳未満：服用しないこと

・・・・・・ 特長 ・・・・・・

- のどの痛み、鼻水、咳、発熱など、つらいかぜの11症状すべてに優れた効き目を発揮。
- 溶け方の異なる2種類の顆粒を配合した製剤技術により、1日2回の服用でイブプロフェンの効果が持続。
- 抗炎症成分グリチルリチン酸がつらいかぜ症状のもととなるのどや鼻の粘膜の炎症を鎮める。

商品をおすすめする
ポイント

新コンタックかぜ総合

医療用でも汎用されている去痰成分のブロムヘキシン塩酸塩、鎮咳成分のデキストロメトルファン臭化水素酸塩水和物、気管支拡張成分のdl-メチルエフェドリン塩酸塩が配合されており、痰がからむ咳を伴うかぜにとくにおすすめです。アセトアミノフェン配合で7歳から服用可能なため、学校で日中薬が服用できないお子様にもおすすめできますが、抗ヒスタミン剤配合のため眠気には注意が必要です。

プレコール持続性カプセル

アセトアミノフェンに加え、ピリン系解熱鎮痛成分であるイソプロピルアンチピリン配合で、つらいのどの痛みや発熱に優れた効果を発揮します。さらにジヒドロコデインリン酸塩も配合されているため、咳がひどい方にもおすすめできます。ただしピリンアレルギーの方は使用できないので注意が必要。15歳から服用可能です。

ルルアタックTR

抗炎症作用を併せもつ解熱鎮痛成分のイブプロフェンを配合。のどや鼻の粘膜の炎症を鎮めるグリチルリチン酸、鼻水・鼻づまりに効くヨウ化イソプロパミドとd-クロルフェニラミンマレイン酸塩、さらに鎮咳成分と去痰成分も配合されています。かぜの諸症状にバランスよく効果を発揮します。15歳から服用可能です。

かぜのひき始め、頭痛、肩こりに

葛根湯エキス顆粒Ａクラシエ

クラシエ　　　　　　　　　　　　　　　第2類医薬品

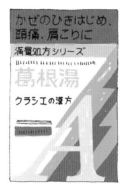

効果・効能

体力中等度以上のものの次の諸症：感冒の初期
（汗をかいていないもの）、鼻かぜ、鼻炎、頭痛、肩
こり、筋肉痛、手や肩の痛み

有効成分

（1日服用量）
葛根湯エキス：5200mg（カッコン8.0g、マオウ・
タイソウ各4.0g、ケイヒ・シャクヤク各3.0g、カン
ゾウ2.0g、ショウキョウ1.0gより抽出）

用法・用量

1回量（1日3回／食前または食間に服用）
15歳以上：1包
7〜14歳：2/3包
4〜6歳：1/2包
4歳未満：服用しないこと

特長

- かぜのひき始めで、発熱して体がぞくぞくし、寒
  気がとれないような症状に効果がある。
- かぜや肩こりに効果がある。

ひき始めのかぜに1日2回で効くかぜ薬

カコナール2葛根湯顆粒〈満量処方〉

第一三共ヘルスケア　　　　　　　　　　第2類医薬品

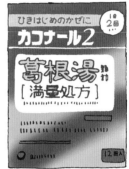

効果・効能

体力中等度以上のものの次の諸症：感冒の初期
（汗をかいていないもの）、鼻かぜ、鼻炎、頭痛、肩
こり、筋肉痛、手や肩の痛み

有効成分

（1日服用量）
日局葛根湯エキス（乾燥）：5.56g（日局カッコン
8g、日局マオウ・日局タイソウ各4g、日局ケイヒ・
日局シャクヤク各3g、日局カンゾウ2g、日局ショウ
キョウ1gより抽出）

用法・用量

1回量（1日2回／朝夕、食前または食間に水かお
湯で服用。そのまま服用するか、お湯に溶かしてよ
くかき混ぜ、温服する）
15歳以上：1包
7〜14歳：2/3包
4〜6歳：1/2包
2〜3歳：1/3包
2歳未満：服用しないこと

特長

- 日本薬局方葛根湯エキスを全量配合している満
  量処方。
- 眠くなりやすい成分を含んでいない。
- お湯に溶かして服用することもできる。

ふしぶしが痛むかぜに

ツムラ漢方麻黄湯エキス顆粒

ツムラ　　　　　　　　　　　　　　　【第2類医薬品】

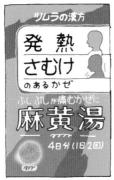

効果・効能

体力充実して、かぜのひき始めで、寒気がして発熱、頭痛があり、咳が出て身体のふしぶしが痛む汗が出ていないものの次の諸症：感冒、鼻かぜ、気管支炎、鼻づまり

有効成分

（1日服用量）
下記の割合の麻黄湯エキス（1/2量）0.875gを含有する
日局キョウニン：2.5g、日局マオウ：2.5g、日局ケイヒ：2.0g、日局カンゾウ：0.75g

用法・用量

1回量（1日2回／食前に服用）
成人（15歳以上）：1包
7〜14歳：2/3包
4〜6歳：1/2包
2〜3歳：1/3包
2歳未満：服用しないこと

特長

・漢方処方である麻黄湯に基づく商品。
・寒気や発熱があり、体のふしぶしの痛む、かぜのひき始めや鼻かぜに効果がある。

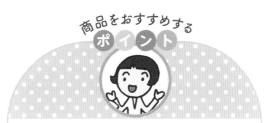

商品をおすすめする ポイント

葛根湯エキス顆粒Ａクラシエ

葛根湯は7種の生薬があわさった漢方で、体を温め発汗させることで解熱を促します。体力中等度以上で、体がぞくぞくするような寒気の強い方、汗をかいていない方のかぜの初期症状におすすめです。眠くなりやすい成分は使用していないので、車を運転される方にもおすすめできます。早めの服用が効果的で、4歳から服用可能です。

カコナール2
葛根湯顆粒〈満量処方〉

体を温める成分により、かぜの初期症状を改善する効果があります。1日2回の服用で効果を発揮するため、飲み忘れが少なく、日中持ち歩く必要がありません。2歳から服用可能で、小さなお子様のいる家庭にもおすすめできます。

ツムラ漢方麻黄湯エキス顆粒

漢方処方である麻黄湯から抽出したエキスより製した服用しやすい顆粒です。かぜの初期の熱やふしぶしの痛みを改善する効果があります。体力が充実し、寒気、発熱、頭痛、咳などがあるが、汗が出ていないという状態の方におすすめできます。1日2回まで、2歳から服用可能です。

症状 ② 咳・痰

咳や痰の原因はおもにかぜですが、アレルギー性、大気汚染やストレスによる喘息などが原因の場合もあります。咳が止まらない場合は、喘息などの可能性があるので要注意。症状をよく聞き出すことがポイントです。

咳・痰 に関するよくある訴え

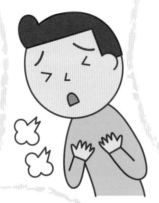

のどが痛くて咳が出る

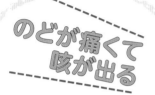

のどの痛みは、のどの粘膜でウイルスや細菌が増殖して起こる炎症が原因。炎症のため、のどの一部が腫れて、痛みを伴う。炎症を抑える抗炎症成分が有効。

➡ 商品比較 **P.52**

痰のからむ咳が出る

痰が出る咳を「湿った咳」という。気道の粘膜から粘液が分泌され、侵入したウイルスや細菌をからめて咳とともに排出しようとする。痰は粘液にウイルスや細菌と免疫細胞が混じったもの。粘液の粘度を低下させ、排出しやすくする去痰成分が有効。

➡ 商品比較 **P.56**

乾いた咳が出る

かぜをひくと気管や気管支に炎症を起こして咳が出る。「乾いた咳」とは痰の出ない咳のことで、かぜの初期症状。ほかに、ほこりや塵を吸い込んだ場合も乾いた咳が出る。咳を止めるには、咳嗽（がいそう）中枢に作用する鎮咳成分や気管支を広げる気管支拡張成分が有効。

➡ 商品比較 **P.54**

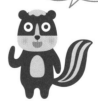

咳や痰にもタイプがあります。それぞれのタイプに適した商品をすすめるようにしましょう

鎮咳去痰薬のおもな成分

鎮咳成分	**代表的な成分** コデインリン酸塩水和物、ジヒドロコデインリン酸塩、ノスカピン塩酸塩水和物、デキストロメトルファン臭化水素酸塩水和物、チペピジンヒベンズ酸塩、ジメモルファンリン酸塩など
	POINT ・中枢に働いて咳を抑える作用がある。 ・コデインリン酸塩水和物、ジヒドロコデインリン酸塩は麻薬性鎮咳成分である。長期連用や大量摂取によって倦怠感や虚脱感、多幸感などが現れることがあり、薬物依存につながるおそれがあるので注意が必要。また**12歳未満は服用できない**。 ・ノスカピン塩酸塩水和物、デキストロメトルファン臭化水素酸塩水和物などは、非麻薬性鎮咳成分である。
去痰成分	**代表的な成分** グアイフェネシン、グアヤコールスルホン酸カリウム、クレゾールスルホン酸カリウム、エチルシステイン塩酸塩、メチルシステイン塩酸塩、カルボシステイン、ブロムヘキシン塩酸塩、アンブロキソール塩酸塩など
	POINT ・痰の切れをよくする作用がある。 ・グアイフェネシン、グアヤコールスルホン酸カリウム、クレゾールスルホン酸カリウムは気道粘膜からの粘液の分泌を促進することで痰の切れをよくする。
抗炎症成分	**代表的な成分** トラネキサム酸、グリチルリチン酸二カリウムなど
	POINT ・鼻粘膜やのどの炎症による腫れをやわらげる作用がある。 ・**トラネキサム酸は血栓のある人や血栓を起こすおそれのある人は、医師や薬剤師へ**の相談などの対応が必要。 ・**グリチルリチン酸二カリウムはむくみ、心臓病、腎臓病または高血圧のある人や高齢者は、医師や薬剤師への相談**などの対応が必要。
気管支拡張成分	**代表的な成分** メチルエフェドリン塩酸塩、メチルエフェドリンサッカリン塩、トリメトキノール塩酸塩水和物、メトキシフェナミン塩酸塩、マオウ、ジプロフィリン、テオフィリン、アミノフィリン水和物など
	POINT ・呼吸をらくにして咳や喘息の症状を鎮める成分。
抗ヒスタミン成分	**代表的な成分** クロルフェニラミンマレイン酸塩、クレマスチンフマル酸塩、カルビノキサミンマレイン酸塩、ジフェンヒドラミン塩酸塩など
	POINT ・咳や喘息、気道の炎症は、アレルギーに起因することがある。鎮咳成分や気管支拡張成分、抗炎症成分の働きを助ける目的で、**アレルギー症状を抑える**ために配合される場合がある。
生薬成分	**代表的な成分** キョウニン、ナンテンジツ、ゴミシ、シャゼンソウ、オウヒ、キキョウ、セネガ、オンジ、セキサン、バクモンドウなど
	POINT ・比較的穏やかな鎮咳去痰作用を示す。**鎮咳成分、気管支拡張成分、去痰成分、抗炎症成分の働きを助ける**ことを期待して、生薬成分が配合されている場合がある。

咳・痰 を訴えるお客様に ☑ 確認・伝達しておくべきこと

☑ 受診勧奨の目安となる症状

⚠️
- OTC薬を使用したが効果が見られなかった場合
- 2週間以上、咳が続いている
- 眠れないくらいのひどい咳
- 痰に血が混ざっている
- 12歳未満はOTC薬の使用より、医師の受診を優先

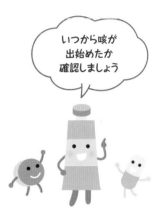

いつから咳が
出始めたか
確認しましょう

☑ 使用者の確認

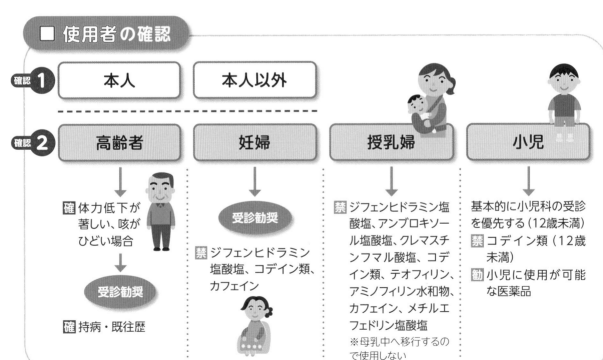

確認①

本人	本人以外

確認②

高齢者	妊婦	授乳婦	小児

高齢者
↓
確 体力低下が
著しい、咳が
ひどい場合
↓
受診勧奨

確 持病・既往歴

妊婦
↓
受診勧奨

禁 ジフェンヒドラミン
塩酸塩、コデイン類、
カフェイン

授乳婦
↓
禁 ジフェンヒドラミン塩酸塩、アンブロキソール塩酸塩、クレマスチンフマル酸塩、コデイン類、テオフィリン、アミノフィリン水和物、カフェイン、メチルエフェドリン塩酸塩
※母乳中へ移行するので使用しない

小児
↓
基本的に小児科の受診を優先する（12歳未満）
禁 コデイン類（12歳未満）
勧 小児に使用が可能な医薬品

確=確認すること　禁=使用してはいけないもの　勧=すすめられるもの

■ 持病・既往歴のある方へのおもな確認事項

- 高血圧、糖尿病、心臓病、甲状腺機能障害、前立腺肥大の既往歴がある方は、症状が悪化するおそれがあるためメチルエフェドリン塩酸塩、マオウ、ジプロフィリン、カフェインをさける。
- 緑内障、前立腺肥大、排尿障害の既往歴がある方は、症状が悪化するおそれがあるため抗ヒスタミン成分、抗コリン成分はさける。
- 心臓病、肝疾患、腎疾患の既往歴がある方は、症状が悪化するおそれがあるためグリチルリチン酸をさける。

■ 注意すべきおもな飲み合わせ

| コデイン類 | × | ワルファリン（抗血液凝固薬） | → | ワルファリンの作用が強まり、出血しやすくなるおそれ
➡非麻薬性の鎮咳成分をすすめる。 |

| コデイン類 | × | 抗コリン成分 | → | 重篤な便秘が生じるおそれ
➡非麻薬性の鎮咳成分をすすめる。 |

| コデイン類 | × | アルコール | → | 呼吸抑制、過度の鎮静、昏睡が起こるおそれ
➡非麻薬性の鎮咳成分をすすめる。 |

■ 成分ごとのおもな副作用

● 鎮咳成分	呼吸抑制、便秘、眠気など ● 便秘体質の方には、非麻薬性の鎮咳成分をすすめる。
● テオフィリン	吐き気、嘔吐、動悸、頭痛など
● 抗ヒスタミン成分	眠気、排尿障害など

鎮咳去痰薬 徹底比較

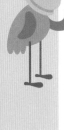

のどが痛くて咳が出る

のどの痛みを伴う咳・痰によく効く

ベンザブロックせき止め錠

アリナミン製薬　　　　　　　　　第②類医薬品

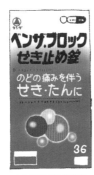

●●●●●●●●●● 効果・効能 ●●●●●●●●●●

のどの痛みを伴う咳・痰

●●●●●●●●●● 有効成分 ●●●●●●●●●●

（1日服用量）
ジヒドロコデインリン酸塩：30mg、dl-メチルエフェドリン塩酸塩：75mg、ノスカピン：60mg、ブロムヘキシン塩酸塩：12mg、トラネキサム酸：420mg

●●●●●●●●●● 用法・用量 ●●●●●●●●●●

1回量（1日3回／食後なるべく30分以内に水またはお湯でかまずに服用）
15歳以上：3錠
12〜14歳：2錠
12歳未満：服用しないこと

●●●●●●●●●● 特長 ●●●●●●●●●●

- ジヒドロコデインリン酸塩、ブロムヘキシン塩酸塩などの鎮咳去痰成分に加えて、痛みや腫れを抑えるトラネキサム酸を配合。
- 淡緑色の円形のフィルムコーティング錠で、メントールの香りがし、すっきりとした服用感。
- のどの痛みを伴う咳、痰によく効く。

生薬成分がのどの粘膜に直接作用

龍角散ダイレクトスティックピーチ

龍角散　　　　　　　　　　　　　第3類医薬品

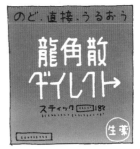

●●●●●●●●●● 効果・効能 ●●●●●●●●●●

咳、痰、のどの炎症による声がれ・のどの荒れ・のどの不快感

●●●●●●●●●● 有効成分 ●●●●●●●●●●

（1日服用量）
キキョウ末：84.0mg、セネガ末：4.2mg、カンゾウ末：102.0mg、キョウニン末：15.0mg、ニンジン末：84.0mg、アセンヤク末：8.4mg

●●●●●●●●●● 用法・用量 ●●●●●●●●●●

1回量（1日6回／水なしで服用。服用間隔は2時間以上おく）
15歳以上：1包
11歳〜14歳：2/3包
7〜10歳：1/2包
3〜6歳：1/3包
3歳未満：服用しないこと

●●●●●●●●●● 特長 ●●●●●●●●●●

- 水なしで服用できる微粉末。生薬成分がのどに直接作用し、弱ったのどの働きを回復させる。
- のどの不快感、炎症による痛みや声がれ、咳、痰など、のどの不調によく効く。
- シュガーレス、顆粒タイプ、1回分をスティック包装。姉妹品にミント味がある。また、マンゴーの香りとメントールの清涼感が長く口の中に広がるトローチタイプもある。

浅田飴せきどめOG

> 3種の有効成分を配合したシュガーレスドロップ

浅田飴 　　　　　　　　　　　　　第②類医薬品

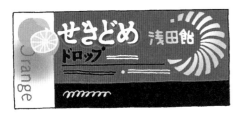

・・・・・・・・・【 効果・効能 】・・・・・・・・・

咳、喘鳴（ぜーぜー、ひゅーひゅー）を伴う咳、痰、のどの炎症による声がれ・のどの荒れ・のどの不快感・のどの痛み・のどの腫れ

・・・・・・・・・【 有効成分 】・・・・・・・・・

（1日服用量）
dl-メチルエフェドリン塩酸塩：37.5mg、クレゾールスルホン酸カリウム：135mg、セチルピリジニウム塩化物水和物：3mg

・・・・・・・・・【 用法・用量 】・・・・・・・・・

1回量（1日6回／服用間隔は2時間以上おく。口中に含み、かまずにゆっくり溶かして服用）
15歳以上：3錠
8〜14歳：2錠
5〜7歳：1錠
5歳未満：服用しないこと

・・・・・・・・・【 特長 】・・・・・・・・・

- つらい咳や痰、のどの痛みに効果を現すdl-メチルエフェドリン塩酸塩など、3種の有効成分を配合。
- カロリーや糖分が気になる人でも服用でき、虫歯になりにくいシュガーレスのドロップタイプ。

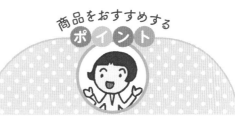

商品をおすすめする
ポイント

ベンザブロックせき止め錠

ジヒドロコデインリン酸塩、ノスカピン、ブロムヘキシン塩酸塩などの鎮咳去痰成分に加え、抗炎症成分のトラネキサム酸が配合されているため、のどの痛みを伴う咳におすすめです。カフェインが配合されていないため、眠りを妨げません。ほのかなメントールの香りがする錠剤で、飲みやすさに配慮しています。12歳から服用可能です。

龍角散ダイレクトスティックピーチ

6種の生薬成分がのどの粘膜に直接作用し、痰、咳、のどの炎症による声がれ、のどの不快感に効果を発揮します。水なしでさっと溶けて、のどに素早く作用します。水で服用すると、のどで作用する成分が流されてしまうため、水なしで服用し、服用後30分は飲食を控えていただくように説明をしておきましょう。1回分が個包装されているため、持ち運びにも便利です。3歳から服用可能です。ピーチ味のほか、ミント味もあります。

浅田飴せきどめOG

セチルピリジニウム塩化物水和物の殺菌・消毒作用によりのどの炎症を抑え、dl-メチルエフェドリン塩酸塩が気管支を広げて咳を鎮めます。ドロップ剤のため錠剤などが苦手な方でも服用しやすい商品です。5歳から服用できますが、15歳以上は1回に3錠の服用が必要となります。

咳・痰に特化。速く溶けて、長く効く

新コンタックせき止めダブル持続性

グラクソ・スミスクライン・コンシューマー・
ヘルスケア・ジャパン　〔第2類医薬品〕

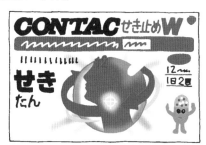

●効果・効能

せき、たん

●有効成分

（成人1日量）
デキストロメトルファン臭化水素酸塩水和物：60mg、
ジプロフィリン：200mg

●用法・用量

下記の1回量を1日2回（朝夕）服用
15歳以上：1カプセル
15歳未満：服用しないこと

●特長

• 咳と痰に特化。非麻薬性鎮咳剤のデキストロメトルファン臭化水素酸塩水和物が咳を鎮める。
• ジプロフィリンが気管支を拡張して気道を確保し、咳を鎮め、痰を出しやすくする。
• 1回1カプセルで約12時間効果が持続。

痰が出る咳、気管支喘息に

「クラシエ」漢方五虎湯エキス顆粒A

クラシエ　〔第2類医薬品〕

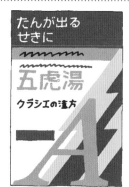

●効果・効能

体力中等度以上で、咳が強く出るものの次の諸症：咳、気管支喘息、気管支炎、小児喘息、感冒、痔の痛み

●有効成分

（1日服用量）
五虎湯エキス粉末M：2100mg（マオウ・キョウニン各4.0g、カンゾウ2.0g、セッコウ10.0g、ソウハクヒ3.0gより抽出）

●用法・用量

1回量（1日3回／食前または食間に服用）
15歳以上：1包
7〜14歳：2/3包
4〜6歳：1/2包
2〜3歳：1/3包
2歳未満：1/4包

●特長

• 顔を赤くしてせきこむ症状や気管支喘息に効果がある。
• 五虎湯は漢方の古典といわれる中国の医書『万病回春』にも収載されている咳止めの薬。
• 生後3ヵ月から飲めるが、1歳未満の乳児は医師の受診を優先して、やむを得ない場合のみ服用。

> 切れにくい痰、かぜのあとに残った空咳に

ツムラ漢方麦門冬湯エキス顆粒

ツムラ　　　　　　　　　　　　　　　　　　第2類医薬品

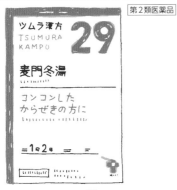

ツムラ漢方
TSUMURA
KAMPO
29
麦門冬湯
コンコンした
からぜきの方に
＝1・2日 ＝ ＝

効果・効能

体力中等度以下で、痰が切れにくく、ときに強くせきこみ、または咽喉の乾燥感があるものの次の諸症：空咳、気管支炎、気管支喘息、咽喉炎、しわがれ声

有効成分

（1日服用量）
下記の割合の麦門冬湯エキス（1/2量）3.0gを含有する。
日局バクモンドウ：5.0g、日局コウベイ：2.5g、日局ハンゲ：2.5g、日局タイソウ：1.5g、日局カンゾウ：1.0g、日局ニンジン：1.0g

用法・用量

1回量（1日2回／食前に服用）
15歳以上：1包
7〜14歳：2/3包
4〜6歳：1/2包
2〜3歳：1/3包
2歳未満：服用しないこと

特長

- 漢方処方である麦門冬湯から抽出したエキスから製造した服用しやすい顆粒。
- なかなか痰が切れない咳に効果がある。

商品をおすすめする
ポイント

新コンタックせき止め ダブル持続性

非麻薬性鎮咳成分のデキストロメトルファン臭化水素酸塩水和物と、気管支拡張成分のジプロフィリンが咳を鎮めます。1日2回の服用で効果があるため、日中の服用をさけたい方におすすめできます。眠気が現れる可能性があるため、服用後の乗物または機械類の運転操作は禁止されています。15歳から服用可能です。

「クラシエ」漢方五虎湯エキス顆粒A

体力中等度以上の方におすすめ。1日3回の服用で、配合生薬が気管支のけいれんを緩和し、炎症を鎮め、顔を赤くするような激しい咳に効果を示します。布団に入ったときや、暖かい部屋に入ったときなど、体が温まった際にせきこみがひどくなる方におすすめです。生後3ヵ月から服用可能ですが、1歳未満の乳児は医師の受診を優先して、やむを得ない場合のみ服用します。

ツムラ漢方麦門冬湯エキス顆粒

体力中等度以下で、痰が切れにくく、ときに強くせきこみ、または口やのどが乾燥していがいがする方の空咳、気管支炎、気管支喘息、しわがれ声などに効果を発揮します。かぜのあと、咳が長引いている方、声がかれてしまった方におすすめです。2歳から服用可能です。

1日2回、朝飲めば、夜まで効き目が持続

プレコール持続性せき止めカプセル

第一三共ヘルスケア　　　第②類医薬品

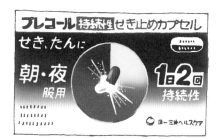

・・・・・・●（ 効果・効能 ）●・・・・・・

咳、痰

・・・・・・●（ 有効成分 ）●・・・・・・

（1日服用量）
デキストロメトルファン臭化水素酸塩水和物：60mg、
dl-メチルエフェドリン塩酸塩：60mg、クロルフェ
ニラミンマレイン酸塩：8mg、グアヤコールスルホ
ン酸カリウム：135mg

・・・・・・●（ 用法・用量 ）●・・・・・・

1回量（1日2回／朝夕に水またはお湯で服用）
15歳以上：1カプセル
15歳未満：服用しないこと

・・・・・・●（ 特長 ）●・・・・・・

• 朝と夜1日2回の服用で優れた効果を発揮する
持続性カプセル。
• 非麻薬性成分のデキストロメトルファン臭化水素
酸塩水和物を配合。4つの有効成分がつらい咳、
痰に効果を発揮。
• 就寝前に服用しても眠りを妨げることが少ないノ
ンカフェイン処方。

いろいろな原因で起こる咳を鎮め、痰の切れをよくする

アネトンせき止め錠

ジョンソン・エンド・ジョンソン　　　第②類医薬品

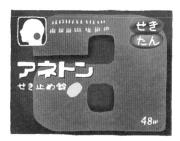

・・・・・・●（ 効果・効能 ）●・・・・・・

咳、痰

・・・・・・●（ 有効成分 ）●・・・・・・

（12錠中）
コデインリン酸塩水和物（リン酸コデイン）：50mg、
dl-メチルエフェドリン塩酸塩：75mg、クロルフェ
ニラミンマレイン酸塩：12mg、無水カフェイン：
60mg、セネガ乾燥エキス：89.82mg（原生薬換
算量セネガ1500mg）

・・・・・・●（ 用法・用量 ）●・・・・・・

1回量（1日3回／食後に服用、さらに就寝前に1
回服用することができる）
15歳以上：3錠
12～14歳：2錠
12歳未満：服用しないこと

・・・・・・●（ 特長 ）●・・・・・・

• 咳や痰によく効く、コデインリン酸塩水和物配合
の錠剤。
• 飲みやすい淡黄褐色のフィルムコーティング錠。
• いろいろな原因で起こる咳を鎮め、痰の切れをよ
くする。

ジヒドロコデインリン酸塩が咳の中枢に作用

新ブロン液エース

エスエス製薬　　　　　　　　　　第②類医薬品

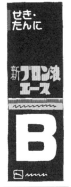

● ● ● ● ● ● ● 【 効果・効能 】 ● ● ● ● ● ● ● ●

咳、痰

● ● ● ● ● ● ● 【 有効成分 】 ● ● ● ● ● ● ● ●

（60mL中）
ジヒドロコデインリン酸塩：30mg、グアイフェネ
シン：170mg、クロルフェニラミンマレイン酸塩：
12mg、無水カフェイン：62mg

● ● ● ● ● ● ● 【 用法・用量 】 ● ● ● ● ● ● ●

次の1回量（1日3回／添付の目盛付コップではか
り食後に服用。1日6回まで服用できるが服用間隔
を4時間以上おく）
15歳以上：10mL
12〜14歳：6.6mL
12歳未満：服用しないこと

● ● ● ● ● ● ● ● 【 特長 】 ● ● ● ● ● ● ● ●

• 咳や痰によく効くさわやかな服用感のメントール
　配合（矯味剤）シロップ剤。
• ジヒドロコデインリン酸塩が咳の中枢に作用して
　苦しい咳を鎮め、グアイフェネシンが呼吸をらくに
　し、痰の排出を促す。

※お客様への注意事項
・販売量はお一人様1個限りとさせていただきます。
・ご購入時には、医師、薬剤師又は登録販売者に必ず症状をご相談い
　ただくとともに、「使用上の注意」をよく読んで正しくご使用ください。
・大量使用の方、長期間連用されている方には販売いたしかねます。
・未成年の方には保護者に確認のうえ、販売させていただきます。

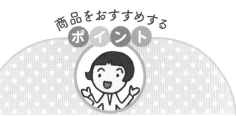

商品をおすすめする
ポイント

プレコール持続性せき止めカプセル

鎮咳成分であるデキストロメトルファン
臭化水素酸塩水和物、去痰成分であるグ
アイコール メルホン酸カリウムをはじめ、
4つの有効成分がつらい咳や痰に効果を発
揮します。1日2回服用タイプの持続性カ
プセルのため、仕事などで日中の服用を
さけたい方におすすめできます。就寝前
に服用しても眠りを妨げることが少ない
ノンカフェイン処方。15歳から服用可能
です。

アネトンせき止め錠

コデインリン酸塩水和物が咳中枢に作用
するとともに、セネガ乾燥エキスが痰を
うすめ、出しやすくします。1日3回の
服用ですが、症状がひどい場合にはさら
に就寝前に1回服用することができます。
ただしカフェインが配合されているため、
過敏な方は就寝前の服用には注意が必要
です。飲みやすいフィルムコーティング
錠で12歳から服用可能です。

新ブロン液エース

ジヒドロコデインリン酸塩が咳中枢に作
用し、咳の発生を抑えるとともに、グア
イフェネシンが痰をうすめて排出を促し
ます。あまりにも症状がひどい場合には1
日6回まで服用が可能ですが、服用間隔は
4時間以上あける必要があります。さわや
かな甘さで飲みやすく、12歳から服用可
能です。

痛み

痛みには、頭痛、歯痛、腰痛、月経痛などさまざまな種類があります。痛み方、痛みの部位、痛み以外の症状（発熱、首や肩のこり、手足のしびれなど）、使用者の年齢やアレルギーなどを聞き取ることがポイントとなります。

痛みに関するよくある訴え

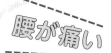

腰が痛い

腰痛の原因はさまざまだが、OTC薬で対応できるのは、筋肉の疲労や緊張による緊張性腰痛（筋膜性腰痛）など。それ以外は受診勧奨が基本。解熱鎮痛成分が有効。外用消炎鎮痛薬（塗り薬や貼り薬）の選択も考えられる。症状8「筋肉・関節のトラブル」（P.118）も参照。

→ 商品比較　P.62～68

頭が痛い

頭痛の原因はさまざまで、OTC薬で対応できるのは、緊張型頭痛（肩や首のこりが原因のことが多い）や片頭痛（頭部の血管の拡張が原因）など軽度の頭痛。解熱鎮痛成分が有効。それ以外は受診勧奨が基本。

→ 商品比較　P.62～68

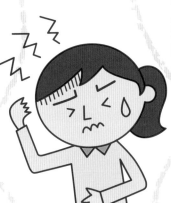

月経痛がつらい

おもな原因は子宮の過度な収縮。月経時に産出されるプロスタグランジンが痛みを引き起こす。解熱鎮痛成分が有効。

→ 商品比較　P.62～68

歯が痛い

痛みの原因は虫歯や歯周病（歯ぐきの歯周炎）。どちらもひどければ歯科の受診をすすめる。OTC薬で対応できるのは応急処置的に痛みを緩和させること。解熱鎮痛成分が有効。

→ 商品比較　P.62～68

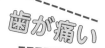

痛みは体からの危険信号。頻繁に購入しているお客様には受診をすすめましょう

解熱鎮痛薬 のおもな成分

解熱鎮痛成分	**代表的な成分** アスピリン（アセチルサリチル酸）、サザピリン、サリチル酸ナトリウム、エテンザミド、サリチルアミド、アセトアミノフェン、イブプロフェン、イソプロピルアンチピリンなど **POINT**・熱を下げ、痛みをやわらげる成分。化学的に合成された成分と生薬成分とに大別される。 ・アスピリン（アセチルサリチル酸）、サザピリン、サリチル酸ナトリウム、エテンザミド、サリチルアミド、イブプロフェン、イソプロピルアンチピリンなどは**非ステロイド性抗炎症成分**とよばれる。アセトアミノフェンは非ステロイド性抗炎症成分に含まれない。 ・**アセトアミノフェン、カフェイン、エテンザミド**の組み合わせは、それぞれの頭文字から「**ACE処方**」とよばれる。 ・イブプロフェンはアスピリンなどに比べて胃腸への負担が少なく、抗炎症作用も示す。OTC薬においては、**15歳未満の小児に対して使用してはならない。**
鎮静成分	**代表的な成分** ブロモバレリル尿素、アリルイソプロピルアセチル尿素、カノコソウなど **POINT**・解熱鎮痛成分の鎮痛作用を助ける目的で配合される成分。 ・**ブロモバレリル尿素、アリルイソプロピルアセチル尿素**はいずれも依存性がある成分であることに留意する必要がある。
胃酸を中和する成分	**代表的な成分** ケイ酸アルミニウム、酸化マグネシウム、水酸化アルミニウムゲル、メタケイ酸アルミン酸マグネシウムなど **POINT**・生薬成分を除く**解熱鎮痛成分**による、**胃腸障害の軽減**を目的として配合される成分。
骨格筋の緊張を鎮める成分	**代表的な成分** メトカルバモールなど **POINT**・「筋肉のこり」をやわらげることを目的として、メトカルバモールが配合されることがある。
カフェイン類	**代表的な成分** カフェイン、無水カフェイン、安息香酸ナトリウムカフェインなど **POINT**・解熱鎮痛成分の鎮痛作用を増強する効果を期待して、また、中枢神経系を刺激して頭をすっきりさせたり、疲労感・倦怠感をやわらげたりすることなどを目的として配合される。

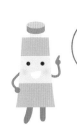

注意事項の多い薬なので、慎重に聞き取って確実に注意事項を伝えましょう

痛み を訴えるお客様に ☑ 確認・伝達しておくべきこと

☐ 受診勧奨の目安となる症状

- 痛みがあり、発熱が3日以上続いている、痛みが悪化している
- 今までに経験したことのないような激しい痛み
- （頭痛）外傷による痛み、痛みが徐々に強くなっている、頭痛に伴う症状（物が二重に見える、手足にしびれや麻痺がある、吐き気や意識障害がある、うなじのあたりが固いなど）がある
- （月経痛）経血量が多い、痛みがひどく日常生活に支障をきたしている
- （腰痛）症状が長引く、くり返す
- （歯痛）解熱鎮痛薬は一時的に痛みを抑えるのみ、治療は受診が必須

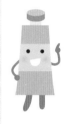

☐ 使用者の確認

確認①	本人	本人以外

確認② | 高齢者 | 妊婦 | 授乳婦 | 小児

高齢者

確 体力低下が著しい場合
↓
受診勧奨

確 持病・既往歴

妊婦

受診勧奨

禁 非ステロイド性抗炎症成分、ブロモバレリル尿素
※妊娠期間の延長、分娩時の出血増加などのおそれがあるため、出産予定日12週以内の妊婦には使用しない

授乳婦

禁 アスピリン、カフェイン
※母乳中へ移行するので使用しない
勧 アセトアミノフェンまたはイブプロフェンを主成分とした医薬品

小児

禁 非ステロイド性抗炎症成分
勧 アセトアミノフェン配合の小児用の医薬品

確＝確認すること　禁＝使用してはいけないもの　勧＝すすめられるもの

☐ 持病・既往歴のある方へのおもな確認事項

- 喘息の既往歴がある方は、非ステロイド性抗炎症成分の使用はさける。アセトアミノフェン製剤は比較的安全に使用できる。
- 胃腸が弱い方、非ステロイド性抗炎症成分を服用して胃の調子が悪くなったことがある方には、アセトアミノフェン製剤をおすすめする。もしくは、やむを得ず非ステロイド性抗炎症成分を使用する場合には空腹時をさけ、多めの水で服用することを伝える。
- 重度の腎臓病、重度の肝臓病の既往歴がある方は、非ステロイド性抗炎症成分、アセトアミノフェン製剤の使用はさける。基本的に受診を勧奨する。
- 心不全の既往歴がある方は、非ステロイド性抗炎症成分の使用はさける。アセトアミノフェン製剤は比較的安全に使用できる。
- 透析治療中の方は、ケイ酸アルミニウム、水酸化アルミニウムゲルなど、アルミニウム含有成分によりアルミニウム脳症、アルミニウム骨症を発症するおそれがあるため使用をさける。
- ピリン系薬剤の副作用（ピリン疹など）の経験がある方には、イソプロピルアンチピリンの使用はさける。

☐ 注意すべきおもな飲み合わせ

アスピリン	×	糖尿病治療薬	⚠	血糖値が下がりすぎるおそれ（低血糖）
非ステロイド性抗炎症成分	×	降圧剤（β遮断薬、アンジオテンシン変換酵素阻害薬、アンジオテンシンⅡ受容体拮抗薬）	⚠	降圧効果を弱めるおそれ➡アセトアミノフェンをすすめる。
非ステロイド性抗炎症成分	×	抗リウマチ薬（メトトレキサート）	⚠	メトトレキサートの副作用（肝障害、腎障害など）を増強させるおそれ➡アセトアミノフェンをすすめる。

☐ 成分ごとのおもな副作用

● 解熱鎮痛成分（非ステロイド性抗炎症成分）	胃腸障害、アスピリン喘息など ● 小児、胃腸の弱い方、アレルギー体質の方にはアセトアミノフェンをすすめる。
● アセトアミノフェン	肝機能障害（倦怠感、白目が黄色くなるなど） ● アルコールをよく摂取する方に起こりやすい。
● 鎮静成分	眠気

痛み①

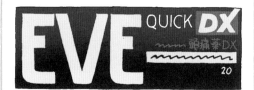

イブプロフェンがつらい頭痛や熱に速く効く

イブクイック頭痛薬DX

エスエス製薬 　　　　　　　　　　　第②類医薬品

頭痛、肩こり痛など15種類の痛みに速く効く

ナロンメディカル

大正製薬 　　　　　　　　　　　第②類医薬品

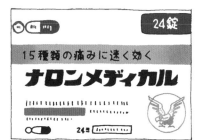

効果・効能

- 頭痛・肩こり痛・歯痛・月経痛(生理痛)・咽喉痛・関節痛・筋肉痛・神経痛・腰痛・抜歯後の疼痛・打撲痛・耳痛・骨折痛・ねんざ痛・外傷痛の鎮痛
- 悪寒・発熱時の解熱

有効成分

(2錠中)
イブプロフェン:200mg、アリルイソプロピルアセチル尿素:60mg、酸化マグネシウム:100mg、無水カフェイン:80mg

用法・用量

次の1回量 (1日2回まで/なるべく空腹時をさけて服用。服用間隔は6時間以上おく)
15歳以上:2錠
15歳未満:服用しないこと

特長

- イブプロフェン1回量200mgに加え、胃粘膜を保護するとともにイブプロフェンの吸収を速める酸化マグネシウムを同時配合。
- つらい頭痛に速く優れた効果を発揮。

効果・効能

- 肩こり痛・頭痛・腰痛・関節痛・神経痛・月経痛(生理痛)・咽喉痛・筋肉痛・打撲痛・骨折痛・ねんざ痛・外傷痛・耳痛・歯痛・抜歯後の疼痛の鎮痛
- 発熱・悪寒時の解熱

有効成分

(2錠中)
イブプロフェン:200mg

用法・用量

1回量 (1日2回まで/再度症状が現れた場合には3回目を服用できるが、服用間隔は4時間以上おく)
15歳以上:2錠
15歳未満:服用しないこと

特長

- 痛みの原因となる物質プロスタグランジンの生成を抑えるイブプロフェンを1日最大600mg服用でき、15種類の痛みに速くよく効く。
- 飲みやすい小粒タイプ (直径約8mm) の錠剤。
- カフェインフリーで、眠くなりやすい成分を含まない。

生理痛専用の痛み止め

エルペインコーワ

興和　　　　　　　　　　　　　　　　　第②類医薬品

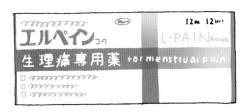

········· **効果・効能** ·········

- 生理痛（おもに、軟便を伴う下腹部の痛みがある場合）

········· **有効成分** ·········

（1錠中）
イブプロフェン：150.0mg、ブチルスコポラミン臭化物：10.0mg

········· **用法・用量** ·········

1回量（1日3回まで／なるべく空腹時をさけて、水またはぬるま湯で服用。服用間隔は4時間以上おく）
15歳以上：1錠
15歳未満：服用しないこと

········· **特長** ·········

- 一般的な解熱鎮痛薬とは異なり、生理痛のみの効果・効能をもつ。
- イブプロフェンが痛みのもととなるプロスタグランジンの過剰な産生を抑制し、ブチルスコポラミン臭化物が子宮の過度な収縮を抑える。

商品をおすすめする ポイント

イブクイック頭痛薬DX

解熱鎮痛成分のイブプロフェンを、イブシリーズで最大の200mg（1回量）配合。酸化マグネシウムがイブプロフェンの吸収を速めるとともに胃粘膜を保護します。速く優れた鎮痛効果を発揮し、胃にもやさしい解熱鎮痛薬です。1日2回までの服用で、服用間隔は6時間あける必要があります。15歳から服用可能です。

ナロンメディカル

イブプロフェンのみからなる商品です。1回量200mgのイブプロフェンが優れた解熱鎮痛効果を発揮します。1日2回までの服用ですが、再度症状が現れた場合には、服用間隔を4時間以上あければ3回目を服用することが可能です。眠くなりやすい成分は配合されていません。小粒タイプの錠剤で飲みやすさも工夫されており、15歳から服用可能です。

エルペインコーワ

一般的な解熱鎮痛薬とは異なり、生理痛のみの効果・効能をもつ生理痛専用薬です。イブプロフェンが痛みを緩和するとともに、ブチルスコポラミン臭化物が子宮の過度な収縮を抑えます。とくに月経時に下腹部の痛みがあり、お腹がゆるくなりやすい方におすすめです。眠くなりにくく、小粒で飲みやすい商品です。1回1錠、1日3回まで、15歳から服用できます。

痛みの発信と伝達をダブルブロック

ナロンエースT

大正製薬　　第②類医薬品

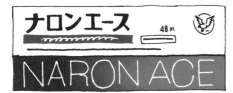

効果・効能

- 頭痛・月経痛（生理痛）・歯痛・抜歯後の疼痛・腰痛・肩こり痛・筋肉痛・関節痛・打撲痛・ねんざに伴う痛み（ねんざ痛）・骨折痛・外傷痛・神経痛・咽喉痛（のどの痛み）・耳痛の鎮痛
- 発熱・悪寒時の解熱

有効成分

（2錠中）
イブプロフェン：144mg、エテンザミド：84mg、ブロモバレリル尿素：200mg、無水カフェイン：50mg

用法・用量

1回量（1日3回まで／なるべく空腹時をさけて水またはぬるま湯で服用。服用間隔は4時間以上おく）
15歳以上：2錠
15歳未満：服用しないこと

特長

- 末梢で痛みのもとを抑えるイブプロフェンと、中枢で痛みの伝わりを抑えるエテンザミドのダブルブロックで、優れた鎮痛効果を発揮。
- 鎮痛効果を高めるブロモバレリル尿素と無水カフェインの配合で素早く効く。
- 小粒で飲みやすい錠剤。

イブプロフェンの効果を高める成分を配合

イブA錠

エスエス製薬　　第②類医薬品

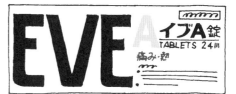

効果・効能

- 月経痛（生理痛）・頭痛・歯痛・咽喉痛・関節痛・筋肉痛・神経痛・腰痛・肩こり痛・抜歯後の疼痛・打撲痛・耳痛・骨折痛・ねんざ痛・外傷痛の鎮痛
- 悪寒・発熱時の解熱

有効成分

（2錠中）
イブプロフェン：150mg、アリルイソプロピルアセチル尿素：60mg、無水カフェイン：80mg

用法・用量

次の1回量（1日3回まで／なるべく空腹時をさけて服用、服用間隔は4時間以上おく）
15歳以上：2錠
15歳未満：服用しないこと

特長

- イブプロフェン1回量150mgに加え、イブプロフェンの効果を高めるアリルイソプロピルアセチル尿素、無水カフェインを配合。
- 飲みやすい小粒のフィルムコーティング錠。

3つの有効成分で頭痛によく効く小粒の錠剤

ノーシン錠

アラクス　　　　　　　　　　　第②類医薬品

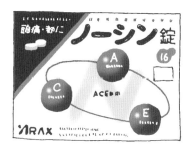

効果・効能

- 頭痛・歯痛・月経痛（生理痛）・神経痛・関節痛・腰痛・肩こり痛・咽喉痛・耳痛・抜歯後の疼痛・筋肉痛・打撲痛・ねんざ痛・骨折痛・外傷痛の鎮痛
- 悪寒・発熱時の解熱

有効成分

（2錠中）
アセトアミノフェン：300mg、エテンザミド：160mg、カフェイン水和物：70mg

用法・用量

1回量（1日3回まで／なるべく空腹時をさけて服用する。服用間隔は4時間以上おく）
15歳以上：2錠
15歳未満：服用しないこと

特長

- 頭痛によく効く、3つの有効成分を配合したACE処方。
- 胃を荒らす成分が含まれないACE処方で、胃にやさしいのに速く効く。
- 小粒で飲みやすい錠剤。
- 眠くなりやすい成分や習慣性のある成分は含まれていない。

商品をおすすめするポイント

ナロンエースT

痛みのもとをブロックするイブプロフェン、痛みの伝わりをブロックするエテンザミドの2種の鎮痛成分により、優れた鎮痛効果を発揮します。さらに、鎮静成分のブロモバレリル尿素が鎮痛効果を高めます。1日3回まで、服用間隔は4時間以上あける必要があります。15歳から服用できます。

イブA錠

イブプロフェンが痛みのもとを抑え、鎮静成分のアリルイソプロピルアセチル尿素がイブプロフェンの鎮痛作用を高めます。コーティングされた小粒の錠剤のため、錠剤の服用が苦手な方でも比較的飲みやすい商品です。1日3回まで、服用間隔は4時間以上あける必要があります。15歳から服用できます。

ノーシン錠

解熱鎮痛成分であるアセトアミノフェンとエテンザミドに、鎮痛効果を高める鎮痛補助成分としてカフェイン水和物の3つの有効成分を配合したACE処方。1日3回まで服用可能ですが、服用間隔は4時間以上あける必要があります。眠くなりやすい成分は含まれていないため、眠くなっては困る方にもおすすめできます。15歳から服用可能です。

小学生でも飲める、苦くないチュアブル錠

バファリンルナJ

ライオン 　第2類医薬品

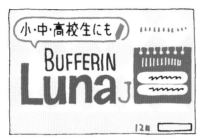

効果・効能

- 月経痛（生理痛）・頭痛・腰痛・肩こり痛・筋肉痛・関節痛・打撲痛・骨折痛・ねんざ痛・歯痛・抜歯後の疼痛・神経痛・耳痛・外傷痛・咽喉痛の鎮痛
- 悪寒・発熱時の解熱

有効成分

（1錠中）
アセトアミノフェン：100mg

用法・用量

1回量（1日3回まで／なるべく空腹時をさけて、かみくだくか口中で溶かして服用。服用間隔は4時間以上おく）
15歳以上：3錠
11〜14歳：2錠
7〜10歳：1錠
7歳未満：服用しないこと

特長

- 年齢に応じた服用量で、小・中・高校生も服用できるアセトアミノフェンを配合。
- 水なしで飲めるフルーツ味のチュアブル錠。口の中では苦くなく、胃の中で速く溶ける。
- 眠くなりやすい成分を含まない処方。

速く効き、胃にやさしい非ピリン系

新セデス錠

シオノギヘルスケア 　第②類医薬品

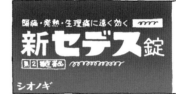

効果・効能

- 頭痛・月経痛（生理痛）・歯痛・神経痛・腰痛・外傷痛・抜歯後の疼痛・咽喉痛・耳痛・関節痛・筋肉痛・肩こり痛・打撲痛・骨折痛・ねんざ痛の鎮痛
- 悪寒・発熱時の解熱

有効成分

（1錠中）
エテンザミド：200mg、アセトアミノフェン：80mg、アリルイソプロピルアセチル尿素：30mg、無水カフェイン：40mg

用法・用量

1回量（1日3回まで／なるべく空腹時をさけて水またはぬるま湯で服用。服用間隔は4時間以上おく）
15歳以上：2錠
7歳〜15歳未満：1錠
7歳未満：服用しないこと

特長

- 熱や痛みをやわらげる4種類の成分を配合、優れた鎮痛効果を現す。
- 速く効き、胃にやさしい非ピリン系鎮痛薬。
- 前開きで開けやすく、錠剤が取り出しやすい。
- 開封口の内側に用法・用量を大きな字で記載し、一目でわかりやすい。

空腹時にも飲める、胃にやさしい処方

タイレノールA

ジョンソン・エンド・ジョンソン　　第2類医薬品

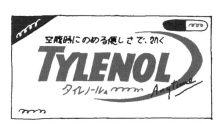

効果・効能

- 頭痛・月経痛（生理痛）・歯痛・抜歯後の疼痛・咽喉痛・耳痛・関節痛・神経痛・腰痛・筋肉痛・肩こり痛・打撲痛・骨折痛・ねんざ痛・外傷痛の鎮痛
- 悪寒・発熱時の解熱

有効成分

（1錠中）
アセトアミノフェン：300mg

用法・用量

1回量（1日3回まで／服用間隔は4時間以上おく。かぜによる悪寒・発熱時にはなるべく空腹時をさけて服用する）
15歳以上：1錠
15歳未満：服用しないこと

特長

- 胃酸から胃壁を守る胃のなかのプロスタグランジンにほとんど影響を与えないため、空腹時にも飲むことができ、優れた鎮痛効果を発揮。

商品をおすすめするポイント

バファリンルナJ

アセトアミノフェンのみが配合された商品です。7歳から服用可能なため、小中学生の生理痛におすすめできます。眠くなりやすい成分は含まれていないため、授業中や試験のときでも安心です。水なしで飲めるチュアブル錠で、痛みでつらいときにどこでもすぐに服用できます。フルーツ味で飲みやすさも◎。

新セデス錠

アセトアミノフェン、カフェイン、エテンザミドを組み合わせたACE処方の商品です。さらに、鎮静成分のアリルイソプロピルアセチル尿素も配合され、中枢と末梢の両方で鎮痛効果を発揮します。1日3回まで、7歳から服用できます。

タイレノールA

アセトアミノフェンのみが配合されており、空腹時にも服用できるのが最大の特長です。ただし、かぜによる悪寒・発熱時には空腹時をさけて服用するようにしましょう。眠くなりやすい成分が含まれていないため、日中眠くなっては困るという方にもおすすめしやすい商品です。1日3回まで、15歳から服用できます。

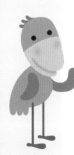

つらい頭痛に、すぐに溶けて優れた効き目

バファリンプレミアム

ライオン　　　　　　　　　　　　　第②類医薬品

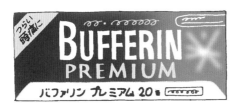

効果・効能

・頭痛・肩こり痛・月経痛（生理痛）・腰痛・関節痛・
神経痛・筋肉痛・咽喉痛・歯痛・抜歯後の疼痛・
打撲痛・ねんざ痛・骨折痛・外傷痛・耳痛の鎮
痛
・悪寒・発熱時の解熱

有効成分

(2錠中)
イブプロフェン：130mg、アセトアミノフェン：
130mg、無水カフェイン：80mg、アリルイソプロ
ピルアセチル尿素：60mg、乾燥水酸化アルミニウ
ムゲル：70mg

用法・用量

1回量（1日3回まで／なるべく空腹時をさけて、服
用間隔は4時間以上おく）
15歳以上：2錠
15歳未満：服用しないこと

特長

・速く溶ける最新の独自技術「クイックアタック錠」
を採用。
・イブプロフェンとアセトアミノフェンを1：1で配
合するダブル処方に加えて、鎮痛補助成分の配
合により効果を発揮。
・胃にやさしい成分を配合。
・飲みやすい小粒の錠剤。

すぐに止めたい強い痛みに、優れた鎮痛効果

セデス・ハイ

シオノギヘルスケア　　　　　　　　第②類医薬品

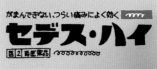

効果・効能

・頭痛・月経痛（生理痛）・歯痛・神経痛・腰痛・
外傷痛・抜歯後の疼痛・咽喉痛・耳痛・関節痛・
筋肉痛・肩こり痛・打撲痛・骨折痛・ねんざ痛
の鎮痛
・悪寒・発熱時の解熱

有効成分

(1錠中)
イソプロピルアンチピリン (IPA)：75mg、アセトア
ミノフェン：125mg、アリルイソプロピルアセチル
尿素：30mg、無水カフェイン：25mg

用法・用量

1回量（1日3回まで／なるべく空腹時をさけて、水
またはぬるま湯で服用。服用間隔は4時間以上お
く）
15歳以上：2錠
15歳未満：服用しないこと

特長

・鎮痛作用の強いイソプロピルアンチピリンをはじ
め、4種類の成分を配合することにより、強い痛
みにも優れた鎮痛効果を現す。
・小型の服用しやすい錠剤で速く効き、効果が持
続する。
・前開きで開けやすく、錠剤が取り出しやすい。
・開封口の内側に用法・用量を大きな字で記載し、
一目でわかりやすい。

症状別OTC薬の選び方

成分早見表

素早く効き、胃を守る成分を配合

バファリンA

ライオン

第②類医薬品

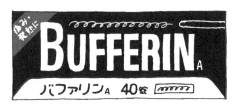

■効果・効能■

- 頭痛・月経痛（生理痛）・関節痛・神経痛・腰痛・筋肉痛・肩こり痛・咽喉痛・歯痛・抜歯後の疼痛・打撲痛・ねんざ痛・骨折痛・外傷痛・耳痛の鎮痛
- 悪寒・発熱時の解熱

■有効成分■

（2錠中）
アスピリン（アセチルサリチル酸）：660mg、合成ヒドロタルサイト（ダイバッファーHT）：200mg

■用法・用量■

1回量（1日2回まで／服用間隔は6時間以上おく）
15歳以上：2錠
15歳未満：服用しないこと

■特長■

- アセチルサリチル酸が痛みや熱のもとになるプロスタグランジンの生産を抑える。
- ダイバッファーHTがアセチルサリチル酸の吸収を助け、胃の粘膜を保護する。
- 眠くなりやすい成分を含まない。

商品をおすすめするポイント

バファリンプレミアム

日本で唯一、イブプロフェンとアセトアミノフェンを1：1で配合するダブル処方。痛みのもとと、痛みの伝わりのそれぞれに作用して優れた鎮痛効果を発揮します。1日3回まで服用可能です。さらに、制酸成分の乾燥水酸化アルミニウムゲルも配合されているため、胃への副作用を心配されている方でも安心して服用いただけます。15歳から服用できます。

セデス・ハイ

鎮痛作用の強いイソプロピルアンチピリンに加え、アセトアミノフェン、鎮痛補助成分のアリルイソプロピルアセチル尿素と無水カフェインが配合されており、比較的強い痛みにおすすめです。イソプロピルアンチピリンはピリン系の解熱鎮痛成分のため、過去にピリン系の薬でアレルギー症状を起こした方は使えません。1日3回まで、15歳から服用できます。

バファリンA

アスピリン（アセチルサリチル酸）が痛みを抑え、合成ヒドロタルサイト（ダイバッファーHT）がアスピリンの吸収を助け、胃の粘膜を保護します。バファリンシリーズのスタンダードな解熱鎮痛薬です。眠くなりやすい成分が含まれていないため、日中眠くなっては困るという方にもおすすめしやすい商品です。1日2回まで、15歳から服用できます。

胃腸のトラブル

胃腸は食生活の乱れのほか、ストレスや疲労などでも不調をきたします。胃の痛み、胃もたれ、胸やけ、吐き気などの症状のなかでとくにつらい症状や痛み方、その症状の経過、生活面での変化などを注意深く聞き取り、適切な薬につなげることが大切です。

胃腸に関するよくある訴え

胃が痛い

胃酸過多や胃粘液の分泌不足で起こることが多い。いつ痛むかを確認し、空腹時や食後すぐであれば、胃酸の分泌を抑制する成分や胃酸を中和する制酸成分、胃粘膜保護・修復成分が有効。胃けいれんが考えられるので、食事と関係のない痛みの場合は受診をすすめる。

→ 商品比較 P.74

胸やけがする

食後なら胃酸が食道に逆流して粘膜を刺激している可能性がある。アルコール類や脂っこい食事のとりすぎ、ストレスなどが原因となる場合が多い。制酸成分が有効。

→ 商品比較 P.76

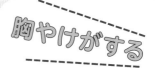

生活習慣の改善をアドバイスすることも大切です

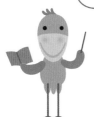

胃もたれ、吐き気がする

食べすぎや飲みすぎによる消化不良なら消化成分、胃の運動が鈍っているときには健胃成分が有効。

→ 商品比較 P.78

胃腸薬 のおもな成分

制酸成分	**代表的な成分** 炭酸水素ナトリウム（重曹）、乾燥水酸化アルミニウムゲル、ケイ酸マグネシウム、酸化マグネシウム、炭酸マグネシウム、合成ヒドロタルサイト、メタケイ酸アルミン酸マグネシウム、沈降炭酸カルシウム、リン酸水素カルシウム、ボレイなど
	POINT ・中和反応によって**胃酸の働きを弱めること**（制酸）を目的として配合される成分。
健胃成分	**代表的な成分** オウバク、オウレン、センブリ、ゲンチアナ、リュウタン、ケイヒ、ユウタンなど
	POINT ・味覚や嗅覚を刺激して反射的な唾液や胃液の分泌を促すことにより、**弱った胃の働きを高める**ことを目的として配合される生薬成分。
消化成分	**代表的な成分** ジアスターゼ、プロザイム、ニューラーゼ、リパーゼ、セルラーゼまたはその複合酵素（ビオジアスターゼ、タカヂアスターゼ）、胆汁末・動物胆（ユウタンを含む）、ウルソデオキシコール酸、デヒドロコール酸など
	POINT ・**消化を助ける**効果を期待して配合される成分。
胃粘膜保護・修復成分	**代表的な成分** アズレンスルホン酸ナトリウム（水溶性アズレン）、アルジオキサ、スクラルファート、ゲファルナート、ソファルコン、テプレノン、セトラキサート塩酸塩、トロキシピド、銅クロロフィリンカリウム、銅クロロフィリンナトリウム、メチルメチオニンスルホニウムクロライドなど
	POINT ・胃粘液の分泌を促す、胃粘膜をおおって胃液による消化から保護する、荒れた胃粘膜の修復を促すなどの作用を期待して配合される成分。
抗炎症成分	**代表的な成分** グリチルリチン酸二カリウム、グリチルリチン酸ナトリウム、グリチルリチン酸モノアンモニウム、カンゾウなど
	POINT ・**胃粘膜の炎症をやわらげる**ことを目的として配合される場合がある。
胃液分泌抑制成分	**代表的な成分** ロートエキス、ピレンゼピン塩酸塩、H$_2$ブロッカー（シメチジン、ニザチジン、ファチモジンなど）など
	POINT ・**過剰な胃液の分泌を抑える**作用を期待して配合される場合がある。
鎮痛・鎮痙成分	**代表的な成分** パパベリン塩酸塩など／抗コリン成分として、メチルベナクチジウム臭化物、ブチルスコポラミン臭化物、ジサイクロミン塩酸塩、チキジウム臭化物、ロートエキスなど／局所麻酔成分として、アミノ安息香酸エチル、オキセサゼインなど
	POINT ・**パパベリン塩酸塩**は、消化管の平滑筋に直接働いて胃腸のけいれんを鎮める。 ・**抗コリン成分**は、副交感神経系の働きを抑えることで、胃腸のけいれんと胃液の分泌を軽減する成分。胃酸過多や胸やけなどに対する効果も期待される。 ・**局所麻酔成分**は、消化管の粘膜および平滑筋に対する麻酔作用による、鎮痛・鎮痙の効果を期待して配合される。
胃腸機能調整成分	**代表的な成分** トリメブチンマレイン酸塩、カルニチン塩酸塩など
	POINT ・消化管（胃および腸）の平滑筋に直接作用して、**消化管の運動を調整する**成分。

胃腸のトラブル を訴えるお客様に ☑ 確認・伝達しておくべきこと

■ 受診勧奨の目安となる症状

- 胃・十二指腸潰瘍の疑いがある
- 激痛、もしくは痛みがどんどん強くなっている
- 2週間以上、症状が続いている
- 発熱、体重減少がある
- 黒色便、血便が出ている
- 食欲低下が著しい

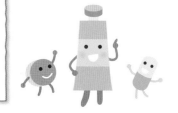

■ 使用者の確認

確認 ❶

| 本人 | 本人以外 |

確認 ❷

| 高齢者 | 妊婦 | 授乳婦 | 小児 |

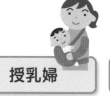

高齢者

↓

確 体力低下が著しい場合

↓

受診勧奨

確 持病・既往歴

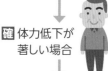

妊婦

↓

受診勧奨

禁 H₂ブロッカー、トリメブチンマレイン酸塩、局所麻酔成分、抗コリン成分、ウルソデオキシコール酸、パパベリン塩酸塩

※妊婦への安全性が確立されていない、胎児に影響を与えるおそれがあるため使用しない

授乳婦

↓

禁 H₂ブロッカー、ロートエキス、ピレンゼピン塩酸塩

※母乳中へ移行するおそれがあるため使用しない

小児

↓

禁 アミノ安息香酸エチル（6歳未満）

※メトヘモグロビン血症を起こすおそれがあるため使用しない

禁 H₂ブロッカー、オキセサゼイン

※小児への安全性が確立されていないため使用しない

確＝確認すること　禁＝使用してはいけないもの

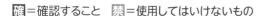

☐ 持病・既往歴のある方へのおもな確認事項

- 透析治療中の方は、アルミニウム含有成分により、アルミニウム脳症やアルミニウム骨症を発症するリスクが高まるため使用をさける。
- 血栓ができたことがある方（脳梗塞、心筋梗塞など）、血栓症の既往歴がある方は、セトラキサート塩酸塩により血栓が溶けにくくなるおそれがあるため使用をさける。
- 血圧が高めの方、高血圧の既往歴がある方は、ナトリウム含有成分により血圧が上がるおそれがあるため使用をさける。
- 緑内障、排尿障害、前立腺肥大の既往歴がある方は、抗コリン成分は症状を悪化させるおそれがあるため使用をさける。
- 非ステロイド性抗炎症成分の配合された薬を服用中の方は、副作用から胃痛を起こしている可能性があるため、受診をすすめる。

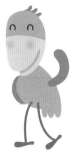

☐ 注意すべきおもな飲み合わせ

| アルミニウム、マグネシウム、カルシウム | × | 抗菌薬 | ➡ ⚠ | ニューキノロン系抗菌薬やテトラサイクリン系抗菌薬との併用により、胃腸薬と併用薬の作用がともに弱まってしまうおそれ
➡服用間隔を2〜3時間あけるか、これらの成分が含まれない胃腸薬をすすめる。 |
| アルミニウム、マグネシウム、カルシウム | × | 骨粗鬆症治療薬 | ➡ ⚠ | ビスホスホネート系の骨粗鬆症治療薬との併用により、胃腸薬と併用薬の作用がともに弱まってしまうおそれ
➡服用間隔を2〜3時間あけるか、これらの成分が含まれない胃腸薬をすすめる。 |

☐ 成分ごとのおもな副作用

● アルミニウム	長期連用でアルミニウム脳症やアルミニウム骨症
● マグネシウム	下痢
● 抗コリン成分	目のかすみ、まぶしさ、口渇、便秘、排尿障害など

胃が痛い

荒れた胃の粘膜をおおって守る

パンシロンAZ

ロート製薬　　　　　　　　　　　　　　　第2類医薬品

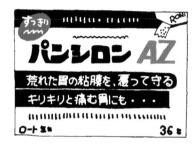

効果・効能

胃痛、胃部不快感、胸やけ、胃重、胃もたれ、胃酸過多、胃部膨満感、胸つかえ、吐き気（むかつき、二日酔・悪酔のむかつき、悪心）、嘔吐、げっぷ（おくび）、飲みすぎ

有効成分

（1日服用量）
炭酸水素ナトリウム：1800mg、重質炭酸マグネシウム：180mg、沈降炭酸カルシウム：540mg、メタケイ酸アルミン酸マグネシウム：600mg、ロートエキス：30mg、アズレンスルホン酸ナトリウム：6mg、L-グルタミン：900mg

用法・用量

1回量（1日3回／食前または食間に水またはお湯で服用）
15歳以上：1包
11〜14歳：2/3包
11歳未満：服用しないこと

特長

- 2種の胃粘膜修復成分が、傷ついた粘膜組織の再生を促進し、胃の粘膜を修復する。
- 胃の荒れや炎症部分に直接作用して症状を鎮め、胃壁の表面に膜をつくって、胃酸やペプシンの攻撃から胃を守る。
- 過剰な酸を中和し、胃酸分泌を抑制して不快な症状をとり除く。

葉緑素成分がスーッと効く緑の胃ぐすり

サクロン

エーザイ　　　　　　　　　　　　　　　　第2類医薬品

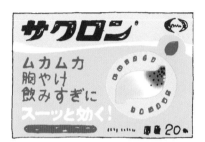

効果・効能

胸やけ、飲みすぎ、胃痛、胃酸過多、胃もたれ、胃部不快感、胃部膨満感、胃重、胸つかえ、げっぷ、はきけ（むかつき、胃のむかつき、二日酔・悪酔のむかつき、嘔気、悪心）、嘔吐

有効成分

（1日服用量）
銅クロロフィリンカリウム：120mg、無水リン酸水素カルシウム：1020mg、沈降炭酸カルシウム：1020mg、水酸化マグネシウム：960mg、ロートエキス：30mg

用法・用量

1回量（1日3回／食間および就寝前の空腹時に水またはお湯で服用）
15歳以上：1包
8〜14歳：1/2包
8歳未満：服用しないこと

特長

- 出すぎた胃酸の働きを弱め、分泌を抑制し、荒れた胃粘膜を葉緑素からつくられた緑の成分で修復・保護する。
- ムカムカ、胸やけ、飲みすぎにスーッと効く。
- 朝、歯みがき中にウッとなったり胃がムカムカ、キリキリ痛む人に。

胃痛、腹痛、さしこみに効く

ブスコパンA錠

エスエス製薬　　　　　　第2類医薬品

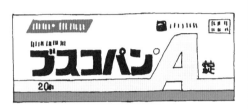

●●●●●●● **効果・効能** ●●●●●●●

胃痛、腹痛、さしこみ（疝痛、癪）、胃酸過多、胸やけ

●●●●●●● **有効成分** ●●●●●●●

（1錠中）
ブチルスコポラミン臭化物：10mg

●●●●●●● **用法・用量** ●●●●●●●

次の1回量（1日3回まで／服用間隔は4時間以上おく）
15歳以上：1錠
15歳未満：服用しないこと

●●●●●●● **特長** ●●●●●●●

• 胃腸のけいれんを鎮めるブチルスコポラミン臭化物を配合。
• 1回1錠で優れた効き目を現す、錠剤の胃腸鎮痛鎮痙薬。

商品をおすすめするポイント

パンシロンAZ

胃酸分泌抑制作用をもつロートエキス、荒れた胃粘膜を修復するアズレンスルホン酸ナトリウムとL-グルタミンを配合。さらに、メタケイ酸アルミン酸マグネシウムが胃酸を中和し、胃粘膜の表面に付着して膜をつくり胃を保護します。荒れた胃粘膜を修復・保護して、胃の痛みなどの症状に効果を発揮します。空腹時の服用が効果的。11歳から服用できます。

サクロン

銅クロロフィリンカリウムが胃粘膜の荒れた部分に直接付着し、胃酸の攻撃から胃を保護・修復します。ロートエキスが胃酸の分泌を抑えるとともに、3つの制酸成分が出すぎてしまった胃酸を中和します。むかつきを伴った胃痛にもおすすめです。顆粒と錠剤があります。8歳から服用できます。

ブスコパンA錠

さしこむような強い胃の痛みにおすすめです。抗コリン成分であるブチルスコポラミン臭化物が胃腸の異常な緊張をやわらげ、胃酸の分泌を抑えるとともに、痛みを鎮めます。痛みがあるうちは1日3回まで服用できますが、服用間隔は4時間以上あける必要があります。服用後に乗物や機械などの運転操作はできませんので注意しましょう。15歳から服用できます。

脂っこい食事で起こる胃もたれ、食べすぎに

太田胃散A〈錠剤〉

太田胃散 　　　　　　　　　　第2類医薬品

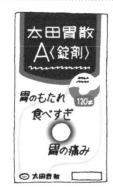

効果・効能

胃もたれ、食べすぎ、胃痛、胸やけ、食欲不振、消化不良、消化促進、飲みすぎ、胃酸過多、胸つかえ、胃部不快感、胃部・腹部膨満感、胃弱、胃重、嘔吐、げっぷ、吐き気（胃のむかつき、二日酔・悪酔のむかつき、嘔気、悪心）

有効成分

（1日服用量）
リパーゼAP6：60mg、プロザイム6：30mg、ビオヂアスターゼ1000：60mg、ウルソデオキシコール酸：12.6mg、炭酸水素ナトリウム：1530mg、合成ヒドロタルサイト：900mg、沈降炭酸カルシウム：270mg、ケイヒ油：10.40mg、レモン油：4.46mg、ウイキョウ油：1.65mg

用法・用量

1回量（1日3回／食後または食間（就寝前を含む）に服用。食欲不振の場合は食前に服用）
15歳以上：3錠
8〜14歳：2錠
5〜7歳：1錠
5歳未満：服用しないこと

特長

• 4つの消化剤が、脂肪・たんぱく質・炭水化物を効率よく分解することで、肉類などの脂っこい食事で起こる胃もたれ、胸やけなどの症状を改善。
• 素早く溶けて胃に広がる小粒で飲みやすい錠剤。

6種類の健胃生薬で胃もたれ、胸やけに効く

液キャベコーワL

興和 　　　　　　　　　　　第2類医薬品

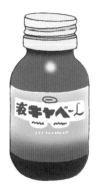

効果・効能

食べすぎ、飲みすぎ、もたれ、胸やけ、胸つかえ、消化不良、胃弱、胃部・腹部膨満感、吐き気（二日酔・悪酔のむかつき、むかつき、胃のむかつき、嘔気、悪心）、嘔吐、食欲不振

有効成分

（1日服用量）
合成ヒドロタルサイト：400mg、ニンジンエキス50mg、ハッカ油：6mg、チョウジチンキ：0.15mL、ショウキョウ流エキス：0.3mL、チンピエキス：200mg、モッコウエキス：25mg、カンゾウエキス：100mg

用法・用量

1回量（1日1回／よく振って服用）
15歳以上：1本
15歳未満：服用しないこと

特長

• 6種類の健胃生薬を配合。胸やけ、胃もたれ、胃の不快症状に効果を発揮。
• すっきり飲みやすい、グレープフルーツ味の液体タイプ。

飲みすぎ・胃酸過多による荒れた胃に効く

第一三共胃腸薬グリーン微粒

第一三共ヘルスケア ［第2類医薬品］

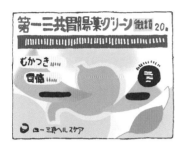

● 効果・効能 ●

- 飲みすぎ (過飲)、吐き気 (むかつき、胃のむかつき、二日酔・悪酔のむかつき、嘔気、悪心)、嘔吐
- 胃酸過多、胃痛、胸やけ、胃重、胃部不快感、げっぷ (おくび)
- 胸つかえ、もたれ (胃もたれ)、食欲不振 (食欲減退)、胃部・腹部膨満感、胃弱
- 食べすぎ (過食)、消化不良、消化促進、消化不良による胃部・腹部膨満感

● 有効成分 ●

(3包中)
メタケイ酸アルミン酸マグネシウム：450mg、合成ヒドロタルサイト：600mg、炭酸水素ナトリウム：600mg、ロートエキス3倍散：90mg、ウイキョウ末：30mg、ケイヒ末：180mg、チョウジ末：30mg、ゲンチアナ末：90mg、センブリ末：5mg、ビオヂアスターゼ2000：60mg、リパーゼAP6：60mg、銅クロロフィリンナトリウム：48mg、カンゾウ末：150mg

● 用法・用量 ●

1回量 (1日3回／食後に服用)
15歳以上：1包／11〜14歳：2/3包
8〜10歳：1/2包／5〜7歳：1/3包
5歳未満：服用しないこと

● 特長 ●

- 4つの制酸成分が過度の胃酸を抑える。

商品をおすすめする ポイント

太田胃散A〈錠剤〉

4つの消化成分が配合されているため、脂っこい食事などを食べたあとに起こる胸やけにおすすめです。食欲不振には食前、胸やけ・食べすぎには食後など、症状によって服用のタイミングが異なるのできちんとアドバイスをしましょう。小粒で飲みやすい錠剤。5歳から服用できます。

液キャベコーワL

6種類の健胃作用をもつ生薬に、胃の粘膜を修復するカンゾウエキス、出すぎた胃酸を持続的に中和する合成ヒドロタルサイトを配合した商品。懸濁内服液なので、瓶をよく振ってから服用していただくよう注意が必要です。グレープフルーツ味で、胸やけがあるときでもすっきり飲みやすいのが特長。1日1回の服用。15歳から服用できます。

第一三共胃腸薬グリーン微粒

4つの制酸成分が、過度の胃酸の分泌を抑え、5つの健胃生薬成分が弱った胃の働きを高めます。胸やけはもちろん、胃の痛みや食欲不振などのさまざまな症状がある方におすすめできます。銅クロロフィリンナトリウム (緑色) により、便が緑色になることがありますのでお客様にご説明しておきましょう。5歳から服用できます。

安中散＋芍薬甘草湯エキス末配合

大正漢方胃腸薬〈微粒〉

大正製薬　　　　　　　　　　　　第2類医薬品

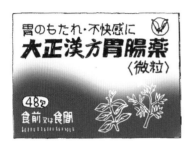

効果・効能

胃のもたれ、胃部不快感、胃炎、胃痛、げっぷ、食欲不振、腹部膨満感、胸つかえ、胸やけ、胃酸過多、腹痛、吐き気（むかつき、悪心）

有効成分

(1包中)
安中散：700mg(以下生薬の混合粉末　ケイヒ200mg、エンゴサク150mg、ボレイ150mg、ウイキョウ75mg、シュクシャ50mg、カンゾウ50mg、リョウキョウ25mg)、芍薬甘草湯エキス末：140mg (以下生薬の抽出乾燥エキス末　シャクヤク280mg、カンゾウ280mg)

用法・用量

1回量（1日3回／食前または食間に服用）
15歳以上：1包
5〜14歳：1/2包
5歳未満：服用しないこと

特長

• 安中散と芍薬甘草湯の組み合わせにより、普段から胃腸が弱い方、不規則な食生活や夏バテなどが原因の不調や、食欲が出ない人に適する。
• 食事をおいしく楽しみたい人、疲れた胃の調子を改善したい人などの胃のもたれ、不快感、食欲不振などの胃腸症状を改善。
• 香り・風味のよい微粒タイプ。

運動と分泌、2つの機能に働きかける

タナベ胃腸薬〈調律〉

田辺三菱製薬　　　　　　　　　　第2類医薬品

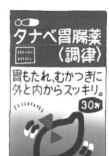

効果・効能

• 胃もたれ、胃部膨満感、胃重
• 吐き気（胃のむかつき、二日酔・悪酔のむかつき）、胃部不快感
• 食べすぎ、飲みすぎ、消化促進、消化不良による胃部・腹部膨満感
• 食欲不振、胃弱、消化不良、胸つかえ
• 胃痛、胸やけ、胃酸過多、げっぷ、嘔吐

有効成分

(1日服用量)
トリメブチンマレイン酸塩（TM）：300mg、ビオヂアスターゼ2000：120mg、リパーゼAP6：45mg、カンゾウ末：150mg、ロートエキス：30mg、炭酸水素ナトリウム：300mg、沈降炭酸カルシウム：600mg、メタケイ酸アルミン酸マグネシウム（乾燥物換算）：240mg

用法・用量

1回量（1日3回／食後約30分以内に水またはお湯でかまずに服用）
15歳以上：2錠
15歳未満：服用しないこと

特長

• 胃腸の運動機能を正常化するトリメブチンマレイン酸塩（TM）を配合。
• 弱った胃腸をいきいき動かす外からと、胃の内部環境を整える内からのダブルの効果。

胃もたれ、食べすぎに 弱ってきた胃を整える

新セルベール整胃プレミアム〈錠〉

エーザイ　　　　　　　　　　第2類医薬品

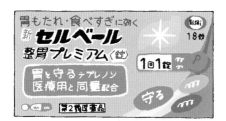

効果・効能

胃もたれ、食べすぎ、食欲不振、胃部・腹部膨満感、胸やけ、飲みすぎ、はきけ（むかつき、嘔気、悪心）、嘔吐、胸つかえ

有効成分

（1日服用量）
テプレノン：150mg、ソウジュツ乾燥エキス：150mg（原生薬としてソウジュツ1.5g）、コウボク乾燥エキス：83.4mg（原生薬としてコウボク1.0g）、リパーゼAP6：14.7mg

用法・用量

1回量（1日3回／食後に水またはお湯で服用）
15歳以上：1錠
15歳未満：服用しないこと

特長

- 胃を守るテプレノンを医療用と同量配合。
- 胃粘液を増やす成分テプレノンと胃を動かす生薬に加え、脂肪を消化する酵素を配合。
- 「守る、動かす、消化する」という3つの働きで、胃もたれや食べすぎに効く。
- 1回1錠で効く飲みやすい小粒の錠剤。
- さっと溶けて飲みやすい細粒タイプもある。

商品をおすすめする ポイント

大正漢方胃腸薬〈微粒〉

胃腸機能を促進する安中散と胃の緊張をやわらげる芍薬甘草湯のエキスを組み合わせることにより、普段から胃腸が弱い方、不規則な食生活などで胃腸が不調、食欲が出ない方の胃もたれ、吐き気におすすめです。微粒のほかに錠剤があります。どちらも1日3回、空腹時に服用していただきましょう。5歳から服用できます。

タナベ胃腸薬〈調律〉

弱った胃の筋肉に直接働きかけ、ぜん動運動を正常化するトリメブチンマレイン酸塩が配合されているのが特長です。トリメブチンマレイン酸塩は、ぜん動運動が低下しているときは高め、亢進しているときは抑制するという、胃の状態にあわせて作用が変わるユニークな成分です。胃もたれ・吐き気が食後に強く現れる方、日頃からストレスを感じる方にとくにおすすめです。15歳から服用できます。

新セルベール整胃プレミアム〈錠〉

胃粘液を増やし胃を守るテプレノン、胃の運動を活発にする健胃生薬（ソウジュツ、コウボク）、脂肪を分解する消化酵素（リパーゼAP6）の3つの働きで弱った胃の症状を改善します。最近なんとなく胃もたれを感じるという方、胃の不調がくり返し起こる方におすすめです。15歳から服用できます。

下痢

下痢の原因には食あたりや水あたり、かぜやウイルス性胃腸炎、ストレスや緊張などがあります。下痢がいつ始まったか（急性か慢性か）、下痢に伴う諸症状（発熱、吐き気、嘔吐、腹痛など）の有無、便の状態（血便がないか）などを確認することがポイントとなります。

下痢 に関するよくある訴え

食あたり、水あたりによる下痢

細菌やウイルスが原因で引き起こされる。発熱、吐き気などを伴うことが多い。この下痢自体は身体の防御反応だが、症状がひどい場合には受診をすすめる。殺菌成分、吸着成分が有効。

→ 商品比較 P.84

暴飲暴食による下痢

アルコールや香辛料などの刺激物、冷たい飲食物のとりすぎなどで腸が働きすぎていると考えられる。腸管運動抑制成分が有効。

→ 商品比較 P.86

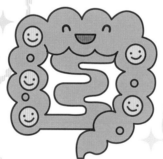

強いストレスによる下痢

自律神経の乱れにより、腸が過度に動き、水分が吸収されずに排出されていることが原因。腸管運動抑制成分が有効。

→ 商品比較 P.86

冷えによる下痢

冷たい飲み物や食べ物をとりすぎて、胃腸の血行が悪くなっている場合や寝冷えの場合が多い。腸管運動抑制成分が有効。

→ 商品比較 P.86

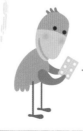

一般的に4週間以内の下痢を「急性下痢」、それ以上続く下痢を「慢性下痢」とよびます。「慢性下痢」の疑いがあるお客様には受診をすすめましょう

止瀉薬 のおもな成分

収れん成分	**代表的な成分** 次没食子酸ビスマス、次硝酸ビスマス、タンニン酸アルブミンなど
	POINT ・腸粘膜のたんぱく質と結合して不溶性の膜を形成し、腸粘膜をひきしめることにより、腸粘膜を保護することを目的として配合される成分。 ・ビスマスを含む成分は収れん作用のほか、腸内で発生した有毒物質を分解する作用ももつとされる。
腸管運動抑制成分	**代表的な成分** ロペラミド塩酸塩、ロートエキスなど
	POINT ・腸管の運動を低下させ、水分や電解質の分泌を抑える作用がある成分。 ・食べすぎ・飲みすぎや寝冷えによる下痢に用いる。食あたりや水あたりによる下痢は適用対象ではない。 ・使用は短期間に留め、2〜3日間使用しても症状の改善が見られない場合には、受診をすすめる。また15歳未満は服用しない。
殺菌成分	**代表的な成分** ベルベリン塩化物、タンニン酸ベルベリン、アクリノールなど
	POINT ・細菌感染による下痢の症状を鎮めることを目的として配合される成分。 ・通常の腸管内に生息する腸内細菌に対しても抗菌作用を示すが、結果的に腸内細菌のバランスを正常に近づけると考えられている。
吸着成分	**代表的な成分** 炭酸カルシウム、沈降炭酸カルシウム、乳酸カルシウム、リン酸水素カルシウム、天然ケイ酸アルミニウムなど
	POINT ・腸管内の異常発酵などによって生じた有害な物質を吸着させることを目的として配合される成分。
生薬成分	**代表的な成分** 木クレオソートなど
	POINT ・木クレオソートは、過剰な腸管運動を正常化し、あわせて水分の分泌を抑える止瀉作用もある。

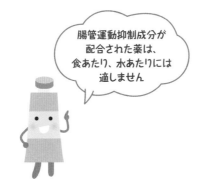

腸管運動抑制成分が
配合された薬は、
食あたり、水あたりには
適しません

下痢 を訴えるお客様に ☑ 確認・伝達しておくべきこと

■ 受診勧奨の目安となる症状

- 血便、白色便、黒色便が出ている
- 3〜4日以上続いている、悪化している
- 4週間以上の慢性の下痢
- 発熱、発疹、嘔吐、激しい腹痛を伴う
- ぐったりしている、脱水のおそれがある
- 下痢と便秘をくり返す
- 海外旅行後の下痢
- 感染性下痢の疑いがある

便の様子は言い出しにくい
お客様もいるため
「何か変わったことは
ありませんでしたか」など
直接的でない聞き方を
するのもよいでしょう

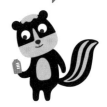

■ 使用者の確認

確認 ❶ | 本人 | 本人以外

確認 ❷ | 高齢者 | 妊婦 | 授乳婦 | 小児

高齢者
↓
確 体力低下が著しい場合
↓
受診勧奨
勧 整腸剤は比較的安全に使用できる
確 持病・既往歴

妊婦
↓
受診勧奨
勧 やむを得ない場合は整腸剤をおすすめする

授乳婦
↓
禁 腸管運動抑制成分
※母乳中へ移行するので使用しない
勧 整腸剤は比較的安全に使用できる

小児
↓
受診勧奨
禁 腸管運動抑制成分（15歳未満）
勧 やむを得ない場合は整腸剤をおすすめする

確=確認すること　禁=使用してはいけないもの　勧=すすめられるもの

■ 持病・既往歴のある方へのおもな確認事項

- 胃・十二指腸潰瘍の既往歴がある方は、ビスマスを含む成分により、精神神経障害（不安、注意力低下、頭痛など）が発現する恐れがあるため使用をさける。
- 透析治療中の方は、アルミニウム含有成分により、アルミニウム脳症やアルミニウム骨症を発症するリスクが高まるため使用をさける。
- 緑内障、排尿障害、前立腺肥大の既往歴がある方は、抗コリン成分の使用をさける。
- 肝障害の既往歴がある方は、ロペラミド塩酸塩、タンニン酸アルブミンは症状を悪化させるおそれがあるため使用をさける。
- 牛乳アレルギーのある方は、タンニン酸アルブミンによりアナフィラキシーショックを起こすおそれがあるため使用をさける。

■ 注意すべきおもな飲み合わせ

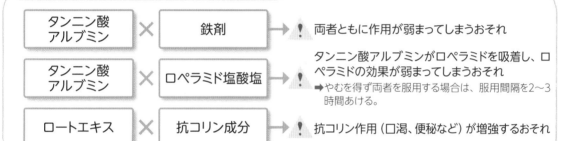

タンニン酸アルブミン	× 鉄剤	→ ⚠ 両者ともに作用が弱まってしまうおそれ
タンニン酸アルブミン	× ロペラミド塩酸塩	→ ⚠ タンニン酸アルブミンがロペラミドを吸着し、ロペラミドの効果が弱まってしまうおそれ ➡ やむを得ず両者を服用する場合は、服用間隔を2〜3時間あける。
ロートエキス	× 抗コリン成分	→ ⚠ 抗コリン作用（口渇、便秘など）が増強するおそれ

■ 成分ごとのおもな副作用

● ビスマス類	長期連用により精神神経障害が起こるおそれ ●1週間以上継続して使用しないこと。
● ロペラミド塩酸塩	便秘、眠気、めまいなど ●飲み続けていると便秘が起こるおそれがあるため、症状がおさまり次第すぐに服用を中止する。 ●服用後は乗物または機械類の運転操作をしないこと。
● ロートエキス	口渇、便秘、目のかすみ、まぶしさなど ●服用後は乗物または機械類の運転操作をしないこと。
● カンゾウ（グリチルリチン酸）含有製剤	偽アルドステロン症（むくみ、体重増加、血圧上昇、低カリウム血症）など

食あたり、水あたりによる下痢

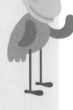

腸内の水分バランスを調整してお腹に作用

セイロガン糖衣A

大幸薬品　　　　　　　　　　　　　第2類医薬品

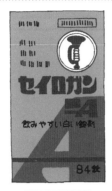

・・・・・ 効果・効能 ・・・・・

軟便、下痢、食あたり、水あたり、はき下し、くだり腹、消化不良による下痢

・・・・・ 有効成分 ・・・・・

（1日服用量）
日局木クレオソート：270mg、日局ゲンノショウコ末：300mg、オウバク乾燥エキス：300mg

・・・・・ 用法・用量 ・・・・・

1回量（1日3回／食後なるべく30分以内に水またはお湯といっしょに服用）
15歳以上：4錠
11〜14歳：3錠
5〜10歳：2錠
5歳未満：服用しないこと

・・・・・ 特長 ・・・・・

• 生薬成分の日本薬局方木クレオソートが腸の運動を止めずに腸内の水分バランスを調整し、お腹を正常な状態に戻す。
• 食あたり、水あたり、消化不良による軟便や下痢、ストレスやかぜなどの原因で起こる軟便や下痢に優れた効き目を発揮する。
• においがなく飲みやすい錠剤。

ベルベリンにサンザシ、ビタミンB1をプラス

新ワカ末プラスA錠

クラシエ　　　　　　　　　　　　　第2類医薬品

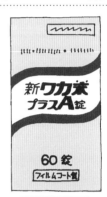

・・・・・ 効果・効能 ・・・・・

下痢、消化不良による下痢、食あたり、はき下し、水あたり、くだり腹、軟便

・・・・・ 有効成分 ・・・・・

（1日服用量）
ベルベリン塩化物水和物：300mg、チアミン硝化物（ビタミンB$_1$）：25mg、サンザシ末：400mg

・・・・・ 用法・用量 ・・・・・

1回量（1日3回／食後に服用）
15歳以上：2錠
8〜14歳：1錠
8歳未満：服用しないこと

・・・・・ 特長 ・・・・・

• キハダの樹皮オウバクより抽出された塩化ベルベリンが主成分。
• 消化促進に効くサンザシ末を配合。

アクリノールなど5つの成分が下痢・腹痛を抑える

エクトール赤玉

第一三共ヘルスケア　　　　　　第2類医薬品

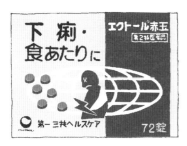

・・・・・・・・・・・【 効果・効能 】・・・・・・・・・・・

下痢、消化不良による下痢、食あたり、はき下し、水あたり、くだり腹、軟便、腹痛を伴う下痢

・・・・・・・・・・・・・【 有効成分 】・・・・・・・・・・・・

アクリノール水和物：120mg、タンニン酸ベルベリン：180mg、ウルソデオキシコール酸：30mg、ゲンノショウコエキス末（原生薬として1500mg）：250mg、ロートエキス3倍散（ロートエキスとして45mg）：135mg

・・・・・・・・・・・・・【 用法・用量 】・・・・・・・・・・・・

1回量（1日3回を限度／水またはお湯で服用。服用間隔は4時間以上おく）
成人（15歳以上）：6錠
11〜14歳：4錠
8〜10歳：3錠
5〜7歳：2錠
3〜4歳：1錠
3歳未満：服用しないこと

・・・・・・・・・・・・・・・・【 特長 】・・・・・・・・・・・・・・・

- アクリノールなど5つの成分の作用により、下痢・腹痛を抑える。
- 小型で飲みやすい錠剤。

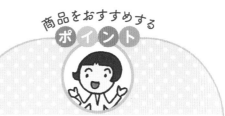

商品をおすすめする
ポイント

セイロガン糖衣A

日局木クレオソートが腸内の水分バランスを調整し、お腹を正常な状態に戻します。腸の動きを止めることなく効果を発揮するため、食あたり、水あたり、消化不良といった飲食物が原因で起こる軟便、下痢にもおすすめできます。糖衣錠のため、においがなく、5歳から服用していただけますが、透析療法を受けている方は服用できないので注意が必要です。

新ワカ末プラスA錠

殺菌成分のベルベリン塩化物水和物が腸内での腐敗発酵を抑制し、原因菌の増殖や有害物質の産生を抑えます。さらに、サンザシ末が消化を促進させるため、食あたり、水あたりのほか、消化不良による下痢にもおすすめできます。錠剤はコーティングされているため、苦味を感じにくく、8歳から服用できます。

エクトール赤玉

アクリノール水和物とタンニン酸ベルベリンの2種類の殺菌成分が、腸内の病原菌を殺菌することにより下痢を鎮めます。さらに、ロートエキスの鎮痛・鎮痙作用により下痢に伴う腹痛をやわらげます。また、消化を助けるウルソデオキシコール酸も配合されているため、消化不良による下痢にも使用できます。1日3回まで、3歳から服用できます。

第1章

● 第2章　症状別OTC薬の選び方

第3章

成分早見表

水なしで飲めるうすいフィルム状の下痢止め

トメダインコーワフィルム

興和　　　　　　　　　　　　　　　第②類医薬品

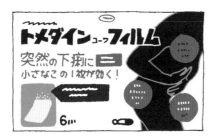

効果・効能

食べすぎ・飲みすぎによる下痢、寝冷えによる下痢

有効成分

(2枚中)
ロペラミド塩酸塩：1.0mg

用法・用量

1回量（1日2回／口中で溶かして服用。服用間隔は4時間以上おく。また、下痢が止まれば服用しない）
15歳以上：1枚
15歳未満：服用しないこと

特長

- 下痢に優れた効き目を現すロペラミド塩酸塩を配合。
- 薄いフィルム状の製剤なので、水なしで服用可能。
- 腸の過剰な運動を抑え、腸の粘膜の水分吸収を促し、分泌異常を改善して下痢を抑える。

突発性の下痢に水なし1錠で効く

ストッパ下痢止めEX

ライオン　　　　　　　　　　　　　第2類医薬品

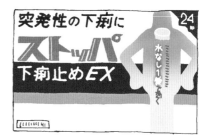

効果・効能

腹痛を伴う下痢、下痢、消化不良による下痢、食あたり、水あたり、はき下し、くだり腹、軟便

有効成分

(1錠中)
ロートエキス3倍散：60mg（ロートエキスとして20mg）、タンニン酸ベルベリン：100mg

用法・用量

1回量（1日3回まで／かみくだくか、口の中で溶かして服用。服用間隔は4時間以上おく）
15歳以上：1錠
15歳未満：服用しないこと

特長

- 水なしでどこでも飲める。
- 突然の下痢にも優れた効き目を発揮する。
- ロートエキスが腸の異常収縮を抑え、腸内での便の移行スピードを抑える。
- タンニン酸ベルベリンが腸粘膜の炎症を抑えるとともに、下痢の原因菌を殺菌する。

生薬・乳酸菌配合の下痢止め

ビオフェルミン止瀉薬

ビオフェルミン製薬　　第2類医薬品

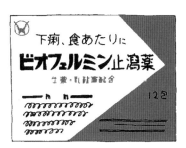

効果・効能

下痢、腹痛を伴う下痢、消化不良による下痢、食あたり、水あたり、くだり腹、はき下し、軟便

有効成分

(3包 [15歳以上の1日服用量] 中)
タンニン酸アルブミン (タンナルビン):2700mg、ゲンノショウコエキス (生薬エキス):600mg、ロートエキス (生薬エキス):33mg、フェーカリス菌末 (乳酸菌):180mg

用法・用量

1回量 (1日3回)
15歳以上:1包
11〜14歳:2/3包
8〜10歳:1/2包
5〜7歳:1/3包
5歳未満:服用しないこと

特長

・穏やかに働く生薬・乳酸菌を配合。
・飲みやすい細粒で、携帯に便利なスティック包装。
・5歳から大人まで幅広く服用できる。

商品をおすすめするポイント

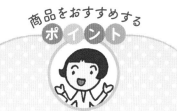

トメダインコーワフィルム

ロペラミド塩酸塩が腸の過剰な運動を抑え、下痢を改善します。比較的効き目が強く、副作用で便秘になる可能性があるため、下痢の症状がおさまったら服用をやめましょう。うすいフィルム状の製剤で、持ち運びにも便利。突然の下痢に水なしで服用することができます。1日2回まで服用できますが、間隔は4時間以上あけましょう。15歳から服用できます。

ストッパ下痢止めEX

腸の過剰な運動を抑えるロートエキスと、殺菌成分のタンニン酸ベルベリンが配合された商品です。ロートエキスには鎮痛・鎮痙作用もあるため、腹痛を伴うような下痢に高い効果を発揮します。眠くなりやすい成分が含まれていないので、仕事や学校に行かれる方にもおすすめの商品です。1日3回まで、水なしで服用できる、グレープフルーツ味の飲みやすい製剤です。15歳から服用できます。

ビオフェルミン止瀉薬

タンニン酸アルブミン、ゲンノショウコエキスが下痢を抑え、腸粘膜を保護します。さらに、ロートエキスが腹痛をやわらげます。スティックタイプの包装のため、携帯にも便利です。5歳から服用できるため、お子様の急な下痢にもおすすめですが、牛乳アレルギーの方は服用できないので注意が必要です。

便秘

便秘には、腹痛、腹部膨満感、吹き出物などの不快な症状を伴うことがあります。便の状態、便秘に伴う症状、使用状況（初めて使う、今までの薬が効かない）などを丁寧に聞き取り、最適な成分を含む便秘薬を提案しましょう。

便秘 に関するよくある訴え

便が固く大きい

加齢や運動不足で腹筋が弱くなり、大腸の運動が低下していることが原因。大腸に留まった便の水分量が減って固くなる。大腸刺激性瀉下成分、膨潤性瀉下成分が有効。

➡ 商品比較 P.92

今すぐ出したい

お腹が重くてつらく、とにかく便を出したいという方には大腸刺激性瀉下成分、膨潤性瀉下成分が有効。

➡ 商品比較 P.96

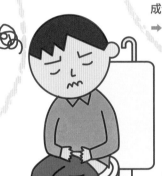

小さくコロコロした便が出る

ストレスなどで自律神経が乱れ、大腸がけいれんし、便が通りにくくなって起こることが多い。塩類瀉下成分、膨潤性瀉下成分が有効。

➡ 商品比較 P.94

便意はあるが固くて出ない

便意をがまんしていると、便の水分量が減り、固くなる。やがて便意も弱く（直腸の反応が鈍く）なり、直腸に留まっている場合がある。浣腸、坐薬が有効。内服薬では膨潤性瀉下成分が有効。

➡ 商品比較 P.100

お腹が張っている

便秘に伴って腸内に異常発酵したガスがたまり、お腹が張ったり、膨満感を生じたりする。消泡成分が有効。

➡ 商品比較 P.98

便秘薬のおもな成分

小腸刺激性 瀉下成分	**代表的な成分** ヒマシ油など
	POINT • 小腸を刺激することで瀉下作用をもたらすために配合される成分。 • 急激で強い瀉下作用があり、誤食・誤飲などによる中毒の場合など、**腸管内の物質をすみやかに体外に排除させなければならない場合**に用いられる。
大腸刺激性 瀉下成分	**代表的な成分** センナ、センノシド、ダイオウ、ビサコジル、ピコスルファートナトリウムなど
	POINT • 大腸を刺激することで瀉下作用をもたらすために配合される成分。 • センナ、センノシドが配合された瀉下薬は、**妊婦または妊娠の可能性がある女性では使用をさける。**
塩類瀉下成分	**代表的な成分** 酸化マグネシウム、水酸化マグネシウム、硫酸マグネシウム、硫酸ナトリウムなど
	POINT • 腸内容物の浸透圧を高めることで糞便中の水分量を増し、また、大腸を刺激して排便を促すことを目的として配合される成分。
膨潤性 瀉下成分	**代表的な成分** カルメロースナトリウム（カルボキシメチルセルロースナトリウム）、カルメロースカルシウム（カルボキシメチルセルロースカルシウム）、プランタゴ・オバタの種子・種皮など
	POINT • 腸管内で水分を吸収して腸内容物に浸透し、糞便のかさを増やすとともに糞便を軟らかくすることによる瀉下作用を目的として配合される成分。 • 効果を高めるため、**服用と併せて十分な水分摂取**がなされることが重要である。
湿潤性 瀉下成分	**代表的な成分** ジオクチルソジウムスルホサクシネート（DSS）など
	POINT • 腸内容物に水分が浸透しやすくする作用があり、糞便中の水分量を増して軟らかくすることによる瀉下作用を期待して用いられる。
緩下成分	**代表的な成分** マルツエキスなど
	POINT • 主成分である麦芽糖が、腸内細菌によって分解されて生じるガスによって排便を促す。 • 比較的作用が穏やかなため、**おもに乳幼児の便秘に用いられる。**
浣腸・坐薬	**代表的な成分** グリセリン、ソルビトール、炭酸水素ナトリウムなど
	POINT • 浣腸は浸透圧の差によって腸管壁から水分をとり込んで直腸粘膜を刺激し排便を促す効果を期待して、グリセリンやソルビトールが用いられる。 • 炭酸水素ナトリウムの坐薬は、直腸内で徐々に分解されて炭酸ガスの微細な気泡を発生することで直腸を刺激する作用を期待して用いられる。
消泡成分	**代表的な成分** ジメチルポリシロキサン（ジメチコン）など
	POINT • 消化管内容物中に発生した気泡の分離を促す成分。

便秘 を訴えるお客様に ☑ 確認・伝達しておくべきこと

■ 受診勧奨の目安となる症状

- 器質性便秘（疾患に基づく便秘）
- 血便が出る
- 発熱、激しい腹痛、吐き気、体重減少がある
- くり返し薬を使用するような慢性的な便秘
- 1週間以上、排便がない
- 下痢と便秘をくり返す
- 開腹手術の直後である

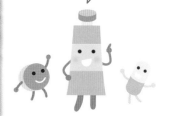

下痢と便秘をくり返す場合、過敏性腸症候群などの可能性があります。受診をすすめましょう

■ 使用者の確認

確認① | 本人 | 本人以外

確認②

高齢者	妊婦	授乳婦	小児

高齢者
↓
確 体力低下が著しい場合
↓
受診勧奨

確 持病・既往歴

妊婦
↓
受診勧奨

勧 やむを得ない場合は整腸剤をおすすめする

授乳婦
↓
禁 ヒマシ油、センナ、センノシド、ダイオウ
※母乳中へ移行するので使用しない
勧 整腸剤は比較的安全に使用できる

小児
↓
禁 ヒマシ油（3歳未満）
勧 整腸剤、マルツエキス、浣腸は比較的安全に使用できる

確＝確認すること　　禁＝使用してはいけないもの　　勧＝すすめられるもの

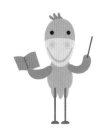

■ 持病・既往歴のある方へのおもな確認事項

- 腎臓病の既往歴がある方は、マグネシウム含有成分により高マグネシウム血症を起こすおそれがあるため使用をさける。
- 心臓病の既往歴がある方は、ナトリウム含有成分により症状を悪化させるおそれがあるため使用をさける。
- 痔による出血がある方は、グリセリン浣腸により傷口からグリセリンが吸収され、溶血を起こすおそれがあるため使用をさける。

■ 注意すべきおもな飲み合わせ

| ビサコジル | × | 制酸成分を配合した胃腸薬 | → ! | 胃酸が中和されてビサコジルが胃で溶け出し、便秘薬の効果が発揮されないおそれ。さらに、胃を刺激することで胃痛や不快感が出るおそれ |

| マグネシウム | × | 抗菌薬 | → ! | ニューキノロン系抗菌薬やテトラサイクリン系抗菌薬との併用により、便秘薬と併用薬の作用がともに弱まってしまうおそれ |

➡ 服用間隔を2～3時間あけるか、これらの成分が含まれない便秘薬をすすめる。

| マグネシウム | × | 骨粗鬆症治療薬 | → ! | 活性型ビタミンD₃製剤を服用している方では、高マグネシウム血症（吐き気、脱力感など）を起こすおそれ |

■ 成分ごとのおもな副作用

| ● 大腸刺激性瀉下成分 | 長期連用によって効果が出にくくなるおそれ |
| ● マグネシウム | 高マグネシウム血症を起こすおそれ |

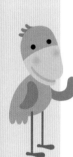

便が固く大きい

少量から始めて適切な量に調節できる

コーラックファースト

大正製薬　　　　　　　　　第2類医薬品

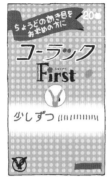

・・・・・・ 効果・効能 ・・・・・・

• 便秘
• 便秘に伴う次の症状の緩和：頭重、のぼせ、肌荒れ、吹き出物、食欲不振（食欲減退）、腹部膨満、腸内異常発酵、痔

・・・・・・ 有効成分 ・・・・・・

（4錠中）
ビサコジル：10mg、ジオクチルソジウムスルホサクシネート（DSS）：32mg

・・・・・・ 用法・用量 ・・・・・・

1回量（1日1回／就寝前または空腹時に水またはぬるま湯で服用。ただし、初回は最小量を用い、便通の具合や状態を見ながら少しずつ増量または減量する）
15歳以上：1～4錠
11～14歳：1～3錠
11歳未満：服用しないこと

・・・・・・ 特長 ・・・・・・

• 少ない量から始めて、ちょうどの効き目に量を調節できる。
• DSSが便に水分を含ませ、適度に軟らかくする。
• ビサコジルが大腸を刺激して運動を活発にし、お通じを促す。

整腸生菌と植物繊維配合の便秘薬

サトラックスビオファイブ

佐藤製薬　　　　　　　　　第②類医薬品

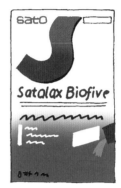

・・・・・・ 効果・効能 ・・・・・・

• 便秘
• 便秘に伴う次の諸症状の緩和：頭重、のぼせ、肌荒れ、吹き出物、食欲不振（食欲減退）、腹部膨満、腸内異常発酵、痔

・・・・・・ 有効成分 ・・・・・・

（4包中）
プランタゴ・オバタ種子末：8672mg、センナ実末：1984mg、ニコチン酸アミド：5mg、糖化菌：100mg、ラクトミン（乳酸菌）：60mg

・・・・・・ 用法・用量 ・・・・・・

1回量（1日2回を限度とする／なるべく空腹時にコップ1杯の水またはお湯でかまずに服用。服用間隔は4時間以上おく。ただし初回は最小量を用い、便通の具合や状態を見ながら少しずつ増加または減量する）
15歳以上：1～2包
15歳未満：服用しないこと

・・・・・・ 特長 ・・・・・・

• 植物繊維を多く含むプランタゴ・オバタ種子末を配合し、腸内で膨潤することにより、自然に近いお通じを誘う。
• ラクトミン（乳酸菌）と糖化菌が腸内で有用菌として働き、便秘や便秘に伴う諸症状の緩和を助ける。
• 服用しやすいココア味で小粒の顆粒剤。

漢方処方で大腸の自然な動きを促す

タケダ漢方便秘薬

アリナミン製薬　　　　　　　第2類医薬品

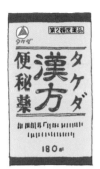

・・・・・・・・・・【効能】・・・・・・・・・・

- 便秘／便秘に伴う腹部膨満・吹き出物（にきび）・腸内異常発酵・痔・頭重・のぼせ・湿疹・皮膚炎・食欲不振（食欲減退）などの症状の緩和

・・・・・・・・・・【成分】・・・・・・・・・・

（4錠：15歳以上の1日最大服用量中）
大黄甘草湯エキス散（金匱要略、26.7%量）：800mg
（ダイオウ1067mg、カンゾウ267mgより抽出）

・・・・・・・・【用法・用量】・・・・・・・・

次の量を1日1回、就寝前に水またはお湯で、かまずに服用してください。
15歳以上：1～3錠（軽い便秘）、2～4錠（頑固な便秘）
5～14歳：半錠～1錠半（軽い便秘）、1～2錠（頑固な便秘）
5歳未満：服用しないこと
軽い便秘：2～3日便通がないとき
頑固な便秘：4日以上便通がないとき

・・・・・・・・・・【特長】・・・・・・・・・・

- 生薬の大黄を主薬に甘草を配合した漢方処方の「大黄甘草湯」に基づく商品で、大腸の運動を整え、自然に近いお通じを促す。
- 主原料には、タケダが20年以上かけて研究開発した国内栽培の「信州大黄」を使用。
- 錠剤には半分に割れる「割線」が入っており、便秘の度合いにあわせて半錠ずつ量を調整できる。

商品をおすすめする ポイント

コーラックファースト

ジオクチルソジウムスルホサクシネート（DSS）が便に水を含ませ軟らかくし、ビサコジルが大腸を刺激、腸を動かすことで効果を発揮します。1錠あたりのビサコジルがコーラックシリーズ最小量なので、少ない量から始め、ちょうどの効き目に量を調節することができます。そのため、便秘薬を初めて服用する方にもおすすめです。11歳から服用できます。

サトラックスビオファイブ

食物繊維を多く含むプランタゴ・オバタ種子末が腸内で水分を吸収して膨らみ、腸管を刺激することで便通を促します。水分が不足するとその効果が十分に発揮できないため、かならずコップ1杯の水で服用しましょう。1日2回まで服用できますが、間隔は4時間以上あけましょう。ココア味で服用しやすい小粒の顆粒で、15歳から服用できます。

タケダ漢方便秘薬

漢方処方である大黄甘草湯に基づいた商品で、大腸を動かすことによりお通じを促します。便秘に伴うお腹の張り、吹き出物なども緩和します。錠剤には割線が入っているので、便通の具合を見ながら、半錠単位で増量または減量することができます。5歳から服用可能です。

軟らかい便にして出したい方に

コーラックMg

大正製薬　　　　　　　　　　　　　第3類医薬品

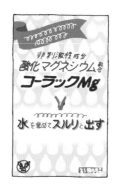

・・・・・・・・・・・【 効果・効能 】・・・・・・・・・・・

- 便秘
- 便秘に伴う次の症状の緩和：頭重、のぼせ、肌荒れ、吹き出物、食欲不振（食欲減退）、腹部膨満、腸内異常発酵、痔

・・・・・・・・・・・【 有効成分 】・・・・・・・・・・・

（6錠中）
酸化マグネシウム：1980mg

・・・・・・・・・・・【 用法・用量 】・・・・・・・・・・・

1回量（1日1回／就寝前または空腹時に水またはぬるま湯で服用。初回は最小量を用い、便通の具合や状態を見ながら少しずつ増量または減量する）
15歳以上：3〜6錠
11〜14歳：2〜4錠
7〜10歳：2〜3錠
5〜6歳：1〜2錠
5歳未満：服用しないこと

・・・・・・・・・・・【 特長 】・・・・・・・・・・・

- 非刺激性成分の酸化マグネシウムを配合した便秘薬。
- 酸化マグネシウムが腸に水を集め、便を軟らかくすることで、固い便の方にも効く。
- 口の中に入れるとすぐに錠剤が溶け出すように製剤設計を工夫、のどに引っ掛かりにくく女性や高齢者の方も飲みやすい。

水のチカラで便を腸から洗い出す

スラーリア便秘薬

ロート製薬　　　　　　　　　　　　第3類医薬品

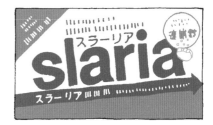

・・・・・・・・・・・【 効果・効能 】・・・・・・・・・・・

- 便秘
- 便秘に伴う次の症状の緩和：肌荒れ、吹き出物、腹部膨満、食欲不振（食欲減退）、腸内異常醗酵、頭重、のぼせ、痔

・・・・・・・・・・・【 有効成分 】・・・・・・・・・・・

（6錠中）
酸化マグネシウム：2000mg

・・・・・・・・・・・【 用法・用量 】・・・・・・・・・・・

1回量（1日1回／空腹時に服用。初回は最小量を用い、便通の具合や状態を見ながら翌日以降に少しずつ増量または減量する）
15歳以上：3〜6錠
11〜14歳：2〜4錠
7〜10歳：1〜3錠
5〜6歳：1〜2錠
5歳未満：服用しないこと

・・・・・・・・・・・【 特長 】・・・・・・・・・・・

- ミネラルの力で水を集めて、たまった便を洗い流す。
- 水で飲むと素早く崩れる速崩錠タイプで腸まで届く。
- たくさんの水（コップ2〜3杯）とともに飲むとより効果的。

5歳から服用できるレモン味の錠剤

錠剤ミルマグLX

エムジーファーマ　　　　　　　第3類医薬品

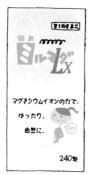

効果・効能

- 便秘
- 便秘に伴う次の症状の緩和：頭重、のぼせ、肌荒れ、吹き出物、食欲不振（食欲減退）、腹部膨満、腸内異常発酵、痔

有効成分

（1錠中）
水酸化マグネシウム：0.35g

用法・用量

1回量（1日1回／就寝前または空腹時に服用。初回は最小量を用い、便通の具合や状態を見ながら少しずつ増量または減量する）
15歳以上：2〜6錠
11〜14歳：1〜4錠
7〜10歳：1〜3錠
5〜6歳：1〜2錠
5歳未満：服用しないこと

特長

- 水酸化マグネシウムが便に水分を与えて軟らかくすることで、お腹が痛くなりにくく、自然な便通が得られる。
- 5歳から服用できる、レモン味のほんのり甘い錠剤。

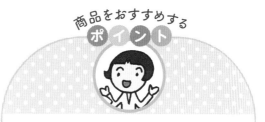

商品をおすすめするポイント

コーラックMg

酸化マグネシウムが腸に水分を集め、軟らかな便にすることで自然に近いお通じを促します。腸を動かす成分は入っていないため、便秘薬を初めて使う方や、お腹が痛くなりそうで不安な方にも安心して服用いただけます。口の中ですっと溶けるので、高齢の方も飲みやすい錠剤です。5歳から服用できます。

スラーリア便秘薬

酸化マグネシウムのみが配合された商品です。酸化マグネシウムは便に水を含ませることで効果を発揮するため、服用時にコップ2〜3杯の多めの水で飲んでいただくとより効果的です。水で飲むと素早く崩れる速崩錠タイプのため、錠剤が苦手な方でも服用しやすい商品です。5歳から服用できます。

錠剤ミルマグLX

水酸化マグネシウムが便に水分を与えます。初回は最小量を用い、便通の状態を見ながら増減していただくようにご説明しましょう。1日1回就寝前の服用。お子様でも服用しやすいレモン味のほんのり甘い錠剤で、5歳から服用できます。液剤タイプもあるため、錠剤が苦手な方にはそちらをおすすめしましょう。

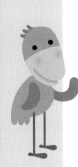

お腹にやさしく使いやすい便秘薬

ビューラック・ソフト

皇漢堂製薬　第2類医薬品

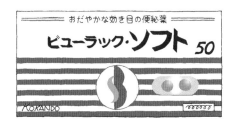

効果・効能

- 便秘
- 便秘に伴う次の症状の緩和：頭重、のぼせ、肌あれ、吹出物、食欲不振（食欲減退）、腹部膨満、腸内異常発酵、痔

有効成分

（1日量［3錠］中）
ピコスルファートナトリウム水和物：7.5mg

用法・用量

1回量（1日1回／就寝前［または空腹時］に水またはお湯でかまずに服用。初回は最小量を用い、便通の具合や状態を見ながら少しずつ増量または減量する）
15歳以上：2〜3錠
15歳未満：服用しないこと

特長

- ピコスルファートナトリウム水和物配合のお腹にやさしい便秘薬。
- ピコスルファートナトリウム水和物は、習慣性が少なく、用量の調節がしやすいため使いやすい。
- 初めて便秘薬を使う人、消化機能が衰えている高齢者、排便効果はあってもお腹が痛くなるのは嫌という人に適している。

DSS配合でスルっと出やすく

スルーラックプラス

エスエス製薬　第②類医薬品

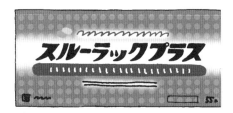

効果・効能

- 便秘
- 便秘に伴う次の症状の緩和：痔、腹部膨満、腸内異常発酵、頭重、のぼせ、食欲不振（食欲減退）、肌荒れ、吹き出物

有効成分

（1錠中）
ビサコジル：5mg、センノサイドカルシウム：5mg（センノシドA・Bとして1.97mg）、ジオクチルソジウムスルホサクシネート（DSS）：10mg

用法・用量

次の1回量（1日1回／就寝前［または空腹時］に服用。初回は最小量を用い、便通の具合や状態を見ながら少しずつ増量または減量する）
15歳以上：1〜3錠
15歳未満：服用しないこと

特長

- DSSが、固くなった便に水分を浸透させて軟らかくし、スルっと出やすくする。
- 便秘症状にあわせて、1〜3錠まで服用量を調節することができる。
- 就寝中に有効成分が便を軟らかくし、朝、自然に近いお通じに。

無理なくスルっと出したい方に

コーラックⅡ

大正製薬　　　　　　　　　　　第2類医薬品

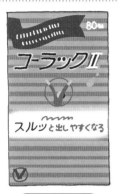

効果・効能

- 便秘
- 便秘に伴う次の症状の緩和：頭重、のぼせ、肌荒れ、吹き出物、食欲不振（食欲減退）、腹部膨満、腸内異常発酵、痔

有効成分

（3錠中）
ビサコジル：15mg、ジオクチルソジウムスルホサクシネート（DSS）：24mg

用法・用量

1回量（1日1回／就寝前または空腹時に水またはぬるま湯で服用。初回は最小量を用い、便通の具合や状態を見ながら少しずつ増量または減量する）
15歳以上：1～3錠
11～14歳：1～2錠
11歳未満：服用しないこと

特長

- DSSが便に水分を含ませ適度に軟らかくする。
- 便通の具合を見ながら服用量を調節することができる。
- ビサコジルが大腸を直接刺激し、運動を活発にして便秘にしっかり効く。

商品をおすすめする
ポイント

ビューラック・ソフト

ピコスルファートナトリウム水和物のみが配合された便秘薬です。ピコスルファートナトリウム水和物は胃や小腸ではほとんど作用せず、大腸を刺激することで便通を促します。刺激性瀉下成分の中では比較的お腹が痛くなりにくいのが特徴で、初めて便秘薬を使用する方にもおすすめしやすい商品です。15歳から服用できます。

スルーラックプラス

ビサコジルとセンノサイドカルシウムが大腸の動きを助け、ジオクチルソジウムスルホサクシネート（DSS）が固くなった便に適度な水分を浸透させ、軟らかくすることでスムーズな排出を促します。固い便でお尻の痛みが気になる方にとくにおすすめです。錠剤は小さく、糖衣錠のため服用しやすい商品です。15歳から服用できます。

コーラックⅡ

大腸の動きを助けるビサコジルが、1日最大15mgまで服用でき、コーラックシリーズのなかで最も効き目を重視した商品です。さらに、ジオクチルソジウムスルホサクシネート（DSS）が便を軟らかくします。はじめは最小量から、便通の具合や状態を見ながら少しずつ増量または減量しましょう。11歳から服用できます。

第1章

第2章　症状別OTC薬の選び方

第3章

成分早見表

胃や腸内に発生したガスだまりをつぶして改善

ガスピタンa

小林製薬　　　　　　　　　　　　第3類医薬品

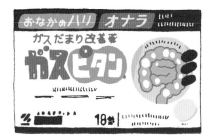

効果・効能

整腸（便通を整える）、腹部膨満感、軟便、便秘

有効成分

（1日服用量）
ラクトミン（フェカリス菌）：24mg、ラクトミン（アシドフィルス菌）：54mg、ビフィズス菌：24mg、セルラーゼAP3：180mg、ジメチルポリシロキサン：180mg

用法・用量

1回量（1日3回／食前または食間にかみ砕くか口中で溶かして服用）
15歳以上：1錠
15歳未満：服用しないこと

特長

- 消泡剤（ジメチルポリシロキサン）が胃や腸内に発生したガスだまりをつぶし、お腹のガスだまり（膨満感）を改善する。
- 3種類の乳酸菌が、お腹の調子を整える。
- 消化酵素（セルラーゼAP3）が食物繊維を分解し、ガスの発生を抑える。

乳酸菌と生薬、消泡剤がお腹の張りを改善

ビオフェルミンぽっこり整腸チュアブルa

ビオフェルミン製薬　　　　　　　第3類医薬品

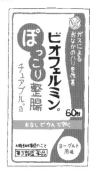

効果・効能

腹部膨満感、整腸（便通を整える）、便秘、軟便

有効成分

（3錠［15歳以上の1日服用量］中）
ビフィズス菌：30mg、ラクトミン（乳酸菌）：30mg、ケツメイシエキス：120mg（ケツメイシ約1200mgより抽出）、ジメチルポリシロキサン：180mg、パントテン酸カルシウム タイプS：34.6mg（パントテン酸カルシウムとして22.5mg）

用法・用量

1回量（1日3回／4時間以上の服用間隔で、かむか口中で溶かして服用）
15歳以上：1錠
15歳未満：服用しないこと

特長

- ジメチルポリシロキサンが発生したガス気泡をつぶし、ケツメイシが腸の働きを整え、お腹の張り（腹部膨満感）を改善する。
- ビフィズス菌とラクトミン（乳酸菌）がガス発生の原因となっている悪玉菌の増殖を抑え、ガスの発生しにくい腸内環境に整える。
- パントテン酸カルシウム配合により、ビフィズス菌の増殖や乳酸菌の生育をサポート。
- 水なしでかんで飲めるチュアブル錠。

ガスコントロールと整腸のダブルの作用

ラッパ整腸薬BF

大幸薬品 　　　　　　　　　　　指定医薬部外品

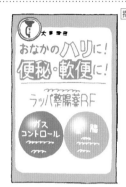

.... **効果・効能** ....

整腸（便通を整える）、腹部膨満感、軟便、便秘

.... **有効成分** ....

（1日服用量）
ラクトミン（フェカリス菌、アシドフィルス菌）：18mg、
ビフィズス菌：24mg、ジメチルポリシロキサン：
180mg

.... **用法・用量** ....

1回量（1日3回／食後なるべく30分以内に水また
はお湯で服用）
15歳以上：1包
11歳〜14歳：2/3包
8歳〜10歳：1/2包
5歳〜7歳：1/3包
3歳〜4歳：1/4包
3歳未満：服用しないこと

.... **特長** ....

- ジメチルポリシロキサンの消泡作用により、消化
  管内にたまったガスの吸収と排出を促進する。
- 3種類の乳酸菌（ビフィズス菌、フェカリス菌、ア
  シドフィルス菌）が優れた整腸効果を発揮する。
- 少し甘みのある、飲みやすい細粒。3歳以上のお
  子様からお年寄りの方まで服用できる。

商品をおすすめする ポイント

ガスピタンa

消泡剤のジメチルポリシロキサンが腸内
にたまったガスをつぶすことで、お腹の
張りを解消します。さらに、セルラーゼ
AP3がガスのもととなる食物繊維を減ら
すことで過剰なガスの発生を抑え、乳酸
菌が腸の調子を整えることでガスをたま
りにくくします。チュアブル錠なのでい
つでもどこでも飲みやすい商品です。15
歳から服用できます。

ビオフェルミンぽっこり整腸
チュアブルa

ジメチルポリシロキサンが腸内にたまっ
たガスをつぶし、ケツメイシエキスが腸
の働きを整え、お腹の張りを解消します。
さらにビフィズス菌とラクトミン（乳酸
菌）が悪玉菌の増殖を抑え、ガスの発生
しにくい腸内環境を整えます。チュアブ
ル錠なので、いつでもどこでも飲みやす
く便利です。15歳から服用できます。

ラッパ整腸薬BF

ジメチルポリシロキサンの消泡作用によ
り、胃や腸で過剰にたまったガスの吸収
と排出を促進するとともに、3種類の乳
酸菌が腸内での善玉菌を増やし、悪玉菌
の増殖を抑える整腸薬です。溶けやすい
甘みのある細粒のため、粉薬が苦手な方
でも服用しやすい商品です。3歳から服
用できます。

直腸内に注入し、今すぐ出したい便秘に効く

イチジク浣腸30

イチジク製薬　　　　　　　　　　第2類医薬品

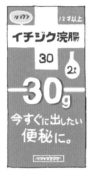

・・・・・・・・・ 効果・効能 ・・・・・・・・・

便秘

・・・・・・・・・ 有効成分 ・・・・・・・・・

(1本〔30g〕中)
日局グリセリン：15.00g

・・・・・・・・・ 用法・用量 ・・・・・・・・・

1回量（1個〔30g〕を直腸内に注入。効果の見られない場合には、さらに同量をもう一度注入）
12歳以上：1本（30g）
12歳未満：使用しないこと

・・・・・・・・・ 特長 ・・・・・・・・・

• 今すぐに出したい便秘に効く便秘のお薬。
• ほかの瀉下薬と併用が可能。
• 肛門部につまって出ない便秘のときにも使用可能。

炭酸ガスが便通を促す

新レシカルボン坐剤S

ゼリア新薬工業　　　　　　　　　第3類医薬品

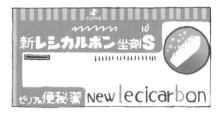

・・・・・・・・・ 効果・効能 ・・・・・・・・・

便秘

・・・・・・・・・ 有効成分 ・・・・・・・・・

(1個中)
炭酸水素ナトリウム：0.5g、無水リン酸二水素ナトリウム：0.68g

・・・・・・・・・ 用法・用量 ・・・・・・・・・

12歳以上：1回1個を直腸内に挿入し、効果の見られない場合には、さらにもう1個を挿入
12歳未満：使用しないこと

・・・・・・・・・ 特長 ・・・・・・・・・

• 発泡性の炭酸ガスが直腸膨大部と下部を刺激して、大腸の運動を促進する。
• 10〜30分で生理的な排便反射を促す。
• 習慣性が少なく、高齢者、妊産婦も使用できる。

オイル成分が便をすべりやすくする

オイルデル

小林製薬　　　　　　　　　　　　　第2類医薬品

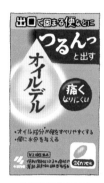

・・・・・・・・・・【 効果・効能 】・・・・・・・・・・

- 便秘
- 便秘に伴う次の症状の緩和：頭重、のぼせ、肌荒れ、吹き出物、食欲不振（食欲減退）、腹部膨満、腸内異常発酵、痔

・・・・・・・・・・【 有効成分 】・・・・・・・・・・

（8カプセル中）
ジオクチルソジウムスルホサクシネート：200mg、麻子仁末：1000mg

・・・・・・・・・・【 用法・用量 】・・・・・・・・・・

1回量（1日2回／朝夕の空腹時に服用。初回は最小量を用い、便通の具合や状態を見ながら少しずつ増量または減量する）
15歳以上：3〜4カプセル
15歳未満：服用しないこと

・・・・・・・・・・【 特長 】・・・・・・・・・・

- 便に水分を与えて軟らかくするDSS（水分浸透成分）と、生薬由来のオイル成分を配合。
- 出口で固まった便までつるんと出す。
- らくに排便したい人のための便秘薬。

商品をおすすめする
ポイント

イチジク浣腸30

グリセリンにより腸壁をすべりやすく、便を軟らかくするとともに、腸を刺激し、動きを活発にすることで排便を促します。容量は30gのほかに10g、20g、40gのものがあります。0歳から5歳までは10g、6歳から11歳までは20g、12歳以上で頑固な便秘の方には30gまたは40gをおすすめしましょう。

新レシカルボン坐剤S

炭酸水素ナトリウムが腸内に炭酸ガスを発生させて大腸を刺激し、動きを活発にすることで排便を促します。自然なお通じをお望みの方におすすめできますが、坐剤に慣れていない方には使用方法がむずかしく感じることもあるので注意が必要です。12歳から使用できます。

オイルデル

生薬の麻子仁末（マシニン末）に含まれるオイルの成分が腸の壁と便のすべりをなめらかにします。さらに、ジオクチルソジウムスルホサクシネート（DSS）が固くなった便に適度な水分を浸透させて軟らかくすることで排便を促します。1日2回朝夕の空腹時、15歳から服用できます。

肌のトラブル

肌のトラブルに多いのは、虫さされや乾燥、アレルギーなど、さまざまな原因で起こる湿疹・皮膚炎です。思い当たる原因（虫にさされた、特定のものに触れたなど）の有無や、かゆみの強さ、かき壊しの有無などを聞き取り、適切な薬の提案につなげるようにします。

肌 に関するよくある訴え

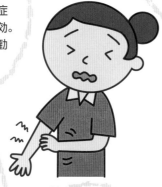

虫さされ

蚊やダニ、蜂、ムカデ、ブヨなどにさされると、皮膚が反応して炎症やかゆみを起こす。抗炎症成分、抗ヒスタミン成分が有効。毒性のある虫の場合は受診勧奨。

➡ 商品比較 P.106

肌が荒れてかゆい

薬の副作用や加齢による皮膚のバリア機能の低下、下着の締めつけなど、さまざまな原因で炎症を起こす。抗ヒスタミン成分、局所麻酔成分が有効。

➡ 商品比較 P.110

あせも

汗腺の出口がふさがって炎症を起こした状態。汗をかく部位に赤みを帯びた小さな発疹ができ、かゆみやかぶれとなる。抗ヒスタミン成分、局所麻酔成分が有効。

➡ 商品比較 P.114

アレルギー性の湿疹・かぶれ

植物や虫、金属、化粧品などの刺激により炎症を起こす。ステロイド性抗炎症成分が有効。

➡ 商品比較 P.108

化膿している・かき壊している

外傷が化膿したり、強いかゆみでかき壊した場合は、さまざまな菌による患部の悪化や二次感染を防ぐことが重要となる。殺菌消毒成分、抗菌成分が有効。

➡ 商品比較 P.112

にきび

皮脂や汚れが毛穴につまり、炎症を起こした状態。アクネ菌が増殖した場合（黒ニキビ、赤ニキビ）、増殖していない場合（白ニキビ）がある。皮膚を清潔に保ち、潤いを与えることが大切。殺菌消毒成分、抗菌成分が有効。

➡ 商品比較 P.116

湿疹・皮膚炎用薬のおもな成分

殺菌消毒成分	**代表的な成分** アクリノール、オキシドール、ポビドンヨード、ヨードチンキ、ベンザルコニウム塩化物、ベンゼトニウム塩化物、クロルヘキシジングルコン酸塩、クロルヘキシジン塩酸塩など
	POINT ・比較的小さな創傷面の化膿の防止、また手指・皮膚の消毒を目的として配合される成分。
ステロイド性 抗炎症成分	**代表的な成分** デキサメタゾン、プレドニゾロン吉草酸エステル酢酸エステル、プレドニゾロン酢酸エステル、ヒドロコルチゾン、ヒドロコルチゾン酪酸エステルなど
	POINT ・副腎皮質ホルモンと共通する化学構造をもつ人工的に合成された化合物による成分。外用の場合は末梢組織における炎症を抑える作用を示し、とくにかゆみや発赤などの皮膚症状を抑えることを目的として用いられる。 ・患部が化膿している場合、感染を悪化させてしまうおそれがあるので使用しない。 ・薬効の強さにより5つに分類され、そのうち登録販売者が扱うことができるのは強いほうから順に「strong」「medium」「weak」の3種に限られる。
非ステロイド性 抗炎症成分	**代表的な成分** ウフェナマートなど
	POINT ・副腎皮質ホルモンと共通する化学構造をもたず、プロスタグランジンの産生を抑えることで、皮膚の炎症によるほてりやかゆみなどの緩和を目的として用いられる成分。
局所麻酔成分	**代表的な成分** ジブカイン塩酸塩、リドカイン、アミノ安息香酸エチル、テシットデシチンなど
	POINT ・創傷面の痛みや皮膚のかゆみをやわらげることを目的として配合される成分。
抗ヒスタミン 成分	**代表的な成分** ジフェンヒドラミン、ジフェンヒドラミン塩酸塩、クロルフェニラミンマレイン酸塩など
	POINT ・患部局所におけるヒスタミンの働きを抑え、皮膚のかゆみを緩和する成分。
局所刺激成分	**代表的な成分** 冷感刺激成分としてメントール、カンフル、ハッカ油、ユーカリ油など／温感刺激成分としてカプサイシン、ノニル酸ワニリルアミド、ニコチン酸ベンジルエステル、クロタミトンなど
	POINT ・患部の血行を促す効果を期待して配合される成分。
血行促進成分	**代表的な成分** ヘパリン類似物質、ポリエチレンスルホン酸ナトリウム、ニコチン酸ベンジルエステル、ビタミンE（トコフェロール酢酸エステル、トコフェロールなど）など
	POINT ・患部局所の血行を促すことを目的として配合される成分。
抗菌成分	**代表的な成分** スルファジアジン、ホモスルファミン、スルフイソキサゾール、バシトラシン、フラジオマイシン硫酸塩、クロラムフェニコールなど
	POINT ・皮膚に感染した細菌に対する抗菌作用を目的として配合される成分。
にきびに効く 成分	**代表的な成分** イブプロフェンピコノール、イオウなど
	POINT ・にきびの症状を抑える効果を期待して配合される成分。

第1章

第2章 ● 症状別OTC薬の選び方

第3章

成分早見表

肌のトラブルを訴えるお客様に ☑ 確認・伝達しておくべきこと

■ 受診勧奨の目安となる症状

- 激しいかゆみや痛みがある
- 症状が慢性化している、5～6日ほどOTC薬を使用しても症状が改善しない
- 症状が重度で広範囲にわたる
- 発熱、倦怠感がある
- 蜂、ムカデなどにさされた
- 虫にさされたあと、じんましんや吐き気が出ている
- 糖尿病の既往歴がある方

> 症状が慢性化している方は、アトピー性皮膚炎など医師の診断が必要な病気の可能性があります。受診をすすめましょう

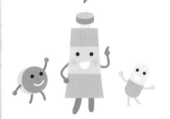

■ 使用者の確認

確認 1 | 本人 | 本人以外 |

確認 2 | 妊婦 | 小児 |

> 湿疹・皮膚炎用薬には、年齢制限のある薬はほとんどありません。小児の使用は保護者の監督のもとで行うよう注意を促しましょう。

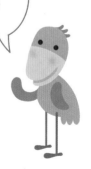

妊婦

↓

注 ステロイド性抗炎症成分
※妊婦への安全性が確立されていないため、かかりつけ医に相談したうえで使用することが望ましい

小児

↓

注 ステロイド性抗炎症成分を使用する際は、体内への吸収の可能性を考え、mediumかweakをおすすめする。

注 クロタミトンは密封療法により感染症を起こすことがあるので注意を促す。

注＝注意すべきこと

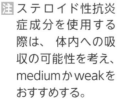

■ 持病・既往歴のある方へのおもな確認事項

- アトピー性皮膚炎の方は、アトピー性皮膚炎に使用できるOTC薬は販売されていないため受診をおすすめする。
- 緑内障、白内障の既往歴がある方は、ステロイド性抗炎症成分の長期かつ広範囲の使用により眼圧が変化するおそれがあるため使用をさける。
- 糖尿病の既往歴がある方は、免疫が低下していることが多く、傷から感染症を起こすおそれがあるため、可能なかぎり受診をおすすめする。やむを得ずOTC薬を使用する場合には、ステロイド性抗炎症成分によりさらに免疫が低下し、症状が悪化するおそれがあるため使用をさける。

■ 注意すべきおもな飲み合わせ

| 非ステロイド性抗炎症成分 | × | 降圧剤（β遮断薬、アンジオテンシン変換酵素阻害薬、アンジオテンシンⅡ受容体拮抗薬） | → | ⚠ 降圧効果を弱めるおそれ |

■ 成分ごとのおもな副作用

● ステロイド性抗炎症成分
皮膚の萎縮、赤み、かぶれ、色素沈着など
● 長期、大量の使用はさける。目安として、「1週間を超えて」の「手のひら2〜3枚分」の使用はさけること。

● ウフェナマート
接触皮膚炎
● 使用後に発疹、発赤、熱感などが見られた場合は使用を中止し、患部を水で洗い流すこと。

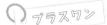

■ 秋から冬に症状が悪化する「皮脂欠乏症」
皮脂欠乏症とは、皮膚の水分を保つ皮脂が減少することで起こる皮膚症状です。ガサガサになり白い粉をふき、かゆみやひび割れなどが見られます。高齢者の膝から下、背中、腰に多く見られ、空気が乾燥する秋から冬にかけて症状がひどくなります。薬とあわせて、乾燥のケアとして朝晩の保湿クリームの使用もおすすめしましょう。

虫さされ

トリプル処方でかゆみを素早く抑える

ウナコーワエースL

興和　　　　　　　　　　　　　　　　第②類医薬品

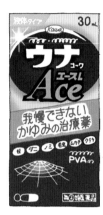

効果・効能

虫さされ、かゆみ、湿疹、かぶれ、皮膚炎、あせも、じんましん

有効成分

（1mL中）
プレドニゾロン吉草酸エステル酢酸エステル（PVA）：1.5mg、リドカイン塩酸塩：10.0mg、ジフェンヒドラミン塩酸塩：20.0mg、l-メントール：35.0mg、dl-カンフル：10.0mg

用法・用量

1日数回、適量を患部に塗布する

特長

- 抗炎症成分プレドニゾロン吉草酸エステル酢酸エステル、局所麻酔成分リドカイン塩酸塩、かゆみ止め成分ジフェンヒドラミン塩酸塩の3成分を配合したトリプル処方で、かゆみを素早く抑え、効果的に炎症・腫れを鎮める。
- 蚊だけでなく、毛虫、ムカデ、ダニ、ノミ、クラゲなどにさされたときにも使える。
- 手を汚さずに手軽に使えるスポンジ容器の液体タイプ。

かゆみに素早く、腫れ・赤みにしっかり効く

液体ムヒS2a

池田模範堂　　　　　　　　　　　　　第②類医薬品

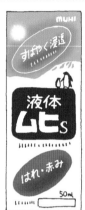

効果・効能

かゆみ、虫さされ、皮膚炎、かぶれ、じんましん、湿疹、しもやけ、あせも

有効成分

（100mL中）
デキサメタゾン酢酸エステル：25mg、ジフェンヒドラミン塩酸塩：2.0g、l-メントール：3.5g、dl-カンフル：1.0g、グリチルレチン酸：0.2g、イソプロピルメチルフェノール：0.1g

用法・用量

1日数回、適量を患部に塗布する

特長

- かゆみを抑える成分ジフェンヒドラミン塩酸塩と、腫れ・赤みのもとになる炎症を抑える成分デキサメタゾン酢酸エステルを配合。
- 2つの清涼感成分l-メントール、dl-カンフルと液剤ならではのすーっとする清涼感によりかゆみを素早く鎮める。
- どんなときでもさっと塗れ、手が汚れない塗布栓タイプの使いやすい容器。

ダブル作用でかゆみを素早く止める

新ウナコーワクール

興和　　　　　　　　　　　　　　　　第2類医薬品

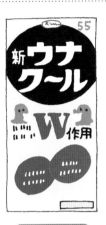

効果・効能

かゆみ、虫さされ

有効成分

(1mL中)
ジフェンヒドラミン塩酸塩：20.0mg、リドカイン：
5.0mg、l-メントール：30.0mg、dl-カンフル：
20.0mg

用法・用量

1日数回、適量を患部に塗布する

特長

・有効成分のリドカインと、ジフェンヒドラミン塩酸塩のダブル作用により、かゆみを素早く止める。

・メントール配合で、かゆくてほてっている患部が冷たくなり、かゆみが気持ちよくひいていく。

・患部にムラなく塗布できる使用感のよいスポンジタイプ。

商品をおすすめする
ポイント

ウナコーワエースL

副作用を起こしにくいアンテドラッグ型ステロイド成分のプレドニゾロン吉草酸エステル酢酸エステル（medium）が炎症を抑え、リドカイン塩酸塩やジフェンヒドラミン塩酸塩がかゆみを抑えます。ウナシリーズのなかでもとくに強い炎症やかゆみに効く商品で、蚊のほかに毛虫やムカデなどにさされた場合にもおすすめです。小児に使用する場合には、保護者の指導監督のもとに使用させてください。

液体ムヒS2a

ステロイド成分のデキサメタゾン酢酸エステルが炎症を抑えますが、作用の強さは「weak」に分類されるため、強い炎症には向かない場合も。かゆみに対してはジフェンヒドラミン塩酸塩、さらにl-メントールとdl-カンフルによる清涼感で抑えます。生後6ヵ月から使用できます。小児に使用する場合には、保護者の指導監督のもとに使用させてください。

新ウナコーワクール

リドカインがかゆみの伝わりを、ジフェンヒドラミン塩酸塩がかゆみのもとを抑えるダブル作用。またl-メントールとdl-カンフルによる冷感効果も加わり、かゆみを抑えることに特化しています。ステロイドを使用したくない方にもおすすめです。小児に使用する場合には、保護者の指導監督のもとに使用させてください。

充分な効き目のステロイド成分で炎症を速く抑える

フルコートf

田辺三菱製薬　　　　　　第②類医薬品

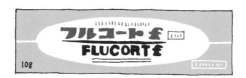

・・・・・・【 効果・効能 】・・・・・・

- 化膿を伴う次の諸症：湿疹、皮膚炎、あせも、かぶれ、しもやけ、虫さされ、じんましん
- 化膿性皮膚疾患（とびひ、めんちょう、毛のう炎）

・・・・・・【 有効成分 】・・・・・・

（1g中）
フルオシノロンアセトニド（合成副腎皮質ホルモン）：0.25mg、フラジオマイシン硫酸塩（抗生物質）：3.5mg（力価）

・・・・・・【 用法・用量 】・・・・・・

1日1〜数回、適量を患部に塗布する

・・・・・・【 特長 】・・・・・・

- 赤み・かゆみ・ぶつぶつから、かき壊して化膿した患部まで効果を発揮する。
- 有効成分フルオシノロンアセトニドを配合。優れた抗炎症作用を発揮。
- 抗生物質フラジオマイシン硫酸塩を配合。患部の細菌増殖を防ぐ。

体内で低活性になるアンテドラッグのステロイド剤

リビメックスコーワクリーム

興和　　　　　　第②類医薬品

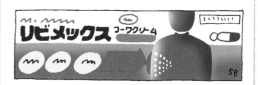

・・・・・・【 効果・効能 】・・・・・・

湿疹、皮膚炎、かぶれ、虫さされ、かゆみ、あせも、じんましん

・・・・・・【 有効成分 】・・・・・・

（1g中）
プレドニゾロン吉草酸エステル酢酸エステル：1.5mg

・・・・・・【 用法・用量 】・・・・・・

1日数回、適量を患部に塗擦する

・・・・・・【 特長 】・・・・・・

- OTC医薬品として初めて導入されたアンテドラッグとよばれるステロイド外用薬。患部で皮膚の炎症によく効き、体内で低活性物質に変わる。
- 有効成分PVA（プレドニゾロン吉草酸エステル酢酸エステル）が湿疹、皮膚炎、かぶれなどの炎症を抑え、すぐに効き目を現す。
- べたつき感が少なく、塗布時の伸びがよいクリーム剤。

6種の成分がさまざまな皮膚症状に効く

オイラックスDX軟膏

第一三共ヘルスケア　　　　　　　　第②類医薬品

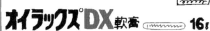

オイラックス®DX軟膏 16g
しっしん・かぶれ・皮膚炎・かゆみ　● 第一三共ヘルスケア

・・・・・・・・・・・・【 効果・効能 】・・・・・・・・・・・・

湿疹、かぶれ、皮膚炎、かゆみ、しもやけ、じんましん、虫さされ、あせも

・・・・・・・・・・・・【 有効成分 】・・・・・・・・・・・・

(100g中)
デキサメタゾン酢酸エステル：0.025g、グリチルレチン酸：0.5g、クロタミトン：5g、トコフェロール酢酸エステル：0.5g、イソプロピルメチルフェノール：0.1g、アラントイン：0.2g

・・・・・・・・・・・・【 用法・用量 】・・・・・・・・・・・・

1日数回、適量を患部に塗布する

・・・・・・・・・・・・【 特長 】・・・・・・・・・・・・

• ステロイド成分や抗炎症成分など6種の有効成分を配合。湿疹、かぶれ、皮膚炎などに優れた効果を発揮。
• 子どもからお年寄りまで使用できる。
• 患部をしっかり保護する軟膏タイプで、ジュクジュクした症状からカサカサの皮膚まで幅広く使える。

商品をおすすめする ポイント

フルコートf

ステロイド成分のフルオシノロンアセトニドが炎症を抑えます。フルオシノロンアセトニドの作用の強さは「strong」に分類され、OTC薬のなかでは最強ともいえる商品のため、とにかく炎症がひどく、真っ赤に腫れている場合におすすめです。さらに抗生物質のフラジオマイシン硫酸塩が細菌の増殖を防ぎ、さらなる悪化を防ぎます。

リビメックスコーワクリーム

プレドニゾロン吉草酸エステル酢酸エステルのみが配合された商品です。アンテドラッグ型ステロイド成分のため、患部で炎症を抑えながら、体内では低活性物質に変わります。そのためステロイドの副作用が心配な方にもおすすめできます。クリームのほかに軟膏、ローションがあり、患部の状態にあわせて選ぶことができます。

オイラックスDX軟膏

ステロイド成分のデキサメタゾン酢酸エステルをはじめ、6種の成分が配合された商品のため、湿疹、かぶれ、かゆみ、しもやけなど、さまざまな皮膚症状の方におすすめすることができます。メントールなどの刺激性の成分が配合されていないので、しみるのがいやな方やお子様にも使いやすい商品です。

● 症状別 OTC薬の選び方

第1章
第2章
第3章
成分早見表

肌が荒れてかゆい

かきむしったところにも使える、しみないかゆみ止め

ラナケインS

小林製薬　　　　　　　　　　　　　第3類医薬品

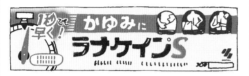

・・・・・・・・・　**効果・効能**　・・・・・・・・・

かゆみ、かぶれ、湿疹、虫さされ、皮膚炎、じんましん、あせも、ただれ、しもやけ

・・・・・・・・・　**有効成分**　・・・・・・・・・

（100g中）
アミノ安息香酸エチル：5.0g、ジフェンヒドラミン塩酸塩：2.0g、イソプロピルメチルフェノール：0.1g

・・・・・・・・・　**用法・用量**　・・・・・・・・・

1日数回、患部に適量を塗布する

・・・・・・・・・　**特長**　・・・・・・・・・

・しみないかゆみ止めなので、かきむしったところなど、さまざまな部位に使える。
・局所麻酔成分を5%配合し、塗ったそばからかゆみを抑える。
・抗ヒスタミン剤配合で、かゆみ、炎症をしっかり鎮める。

安心なノンステロイドタイプの治療薬

オイラックスソフト

第一三共ヘルスケア　　　　　　　　第3類医薬品

・・・・・・・・・　**効果・効能**　・・・・・・・・・

湿疹、かぶれ、かゆみ、虫さされ、じんましん、しもやけ、皮膚炎、あせも、ただれ

・・・・・・・・・　**有効成分**　・・・・・・・・・

（100g中）
クロタミトン：10.0g、ジフェンヒドラミン塩酸塩：1.0g、グリチルレチン酸：0.5g、アラントイン：0.2g、イソプロピルメチルフェノール：0.1g、トコフェロール酢酸エステル：0.5g

・・・・・・・・・　**用法・用量**　・・・・・・・・・

1日1〜3回、適量を患部に塗布する

・・・・・・・・・　**特長**　・・・・・・・・・

・伸びがよく、白残りしにくいクリームタイプ。
・ステロイド成分を配合していない。
・クロタミトンとジフェンヒドラミン塩酸塩が、虫さされなどのかゆみに優れた効果を発揮。

かゆみのもとであるヒスタミンの働きを抑える

新レスタミンコーワ軟膏

興和　　　　　　　　　　　　　　　　　第3類医薬品

・・・・・・・【 効果・効能 】・・・・・・・

湿疹、皮膚炎、かゆみ、かぶれ、あせも、ただれ、しもやけ、虫さされ、じんましん

・・・・・・・【 有効成分 】・・・・・・・

（1g中）
ジフェンヒドラミン塩酸塩：20mg

・・・・・・・【 用法・用量 】・・・・・・・

1日数回、患部に適量を塗布する

・・・・・・・【 特長 】・・・・・・・

- ジフェンヒドラミン塩酸塩が湿疹やかゆみのもとであるヒスタミンの働きを抑え、優れた効き目を発揮する。
- 軟らかく、伸びやすい乳剤性軟膏で、広い患部にも塗り広げやすく、使用感がよい。
- 無香料、無着色、低刺激性の肌にやさしい製剤。

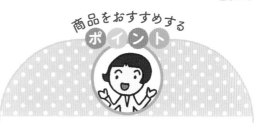

商品をおすすめする
ポ　イ　ン　ト

ラナケインS

ジフェンヒドラミン塩酸塩がかゆみの発生を抑え、局所麻酔成分のアミノ安息香酸エチルが知覚神経を麻痺させることでかゆみを緩和します。アミノ安息香酸エチルは皮膚からの吸収が遅く、長く患部に留まることで効果が持続します。傷にしみる成分は配合されていないため、かき壊したところにも使用できます。

オイラックスソフト

クロタミトンとジフェンヒドラミン塩酸塩がかゆみに優れた効果を発揮します。イソプロピルメチルフェノールの殺菌作用により化膿を防ぎ、アラントインが皮膚の修復作用を助けるため、かき壊した患部にもおすすめです。ステロイド成分が配合されていないため、顔にも使用できます。伸びがよく、白残りしにくいクリームです。

新レスタミンコーワ軟膏

ジフェンヒドラミン塩酸塩のみが配合されており、かゆみのもとであるヒスタミンの働きを抑え、効果を発揮します。無香料、無着色、低刺激性のため、小さなお子様がいるご家庭の常備薬にもおすすめしやすい商品です。伸びやすい軟膏のため、患部が広い場合でも塗り広げやすく、使用感がよいのが特長です。

2つの抗生物質が多くの菌に抗菌作用を示す

ドルマイシン軟膏

ゼリア新薬工業　　　　　　　　　　第2類医薬品

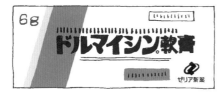

・・・・・・・・・・ 効果・効能 ・・・・・・・・・・

外傷・やけどなどの化膿予防および治療、膿痂疹（とびひ）、癤（せつ）、癰（よう）、疔（ちょう）、毛のう炎、湿疹、グラム陽性・陰性菌の単独および混合感染による皮膚疾患、化膿症、伝染性皮膚炎、皮膚潰瘍

・・・・・・・・・・ 有効成分 ・・・・・・・・・・

（1g中）
コリスチン硫酸塩（硫酸コリマイシン）：50000単位、バシトラシン：250単位

・・・・・・・・・・ 用法・用量 ・・・・・・・・・・

1日1～3回、適量を患部に直接またはガーゼに塗布して用いる

・・・・・・・・・・ 特長 ・・・・・・・・・・

- 2種類の抗生物質を配合。多くの菌に対して抗菌作用を示す。
- コリスチン硫酸塩は、グラム陰性菌・緑膿菌に有効で、バシトラシンはペニシリンと近似の抗菌スペクトルでグラム陽性・陰性菌の一部に有効。
- 傷ややけどの化膿性皮膚疾患、二次感染の予防および治療に有効。

2つの抗生物質が化膿に効く

テラマイシン軟膏a

ジョンソン・エンド・ジョンソン　　第2類医薬品

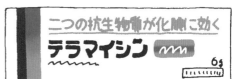

・・・・・・・・・・ 効果・効能 ・・・・・・・・・・

化膿性皮膚疾患（とびひ、めんちょう、毛のう炎）

・・・・・・・・・・ 有効成分 ・・・・・・・・・・

（1g中）
オキシテトラサイクリン塩酸塩：30mg（力価）、ポリミキシンB硫酸塩：10,000単位

・・・・・・・・・・ 用法・用量 ・・・・・・・・・・

1日1～数回、適量を患部に塗布するかガーゼなどに伸ばして貼付する

・・・・・・・・・・ 特長 ・・・・・・・・・・

- グラム陰性桿菌（とくに緑膿菌）に効果のあるポリミキシンB硫酸塩と、グラム陽性菌および陰性菌などに広い抗菌力を示すオキシテトラサイクリン塩酸塩の2つの抗生物質を配合。
- 化膿した皮膚疾患に効く。

抗真菌成分「ナイスタチン」を配合

クロマイ-N軟膏

第一三共ヘルスケア　　　　　　　　第2類医薬品

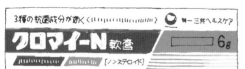

・・・・・・・ **効果・効能** ・・・・・・・

化膿性皮膚疾患（とびひ、めんちょう、毛のう炎）

・・・・・・・ **有効成分** ・・・・・・・

（1g中）
クロラムフェニコール：20mg（力価）、フラジオマイシン硫酸塩：5mg（力価）、ナイスタチン：10万単位

・・・・・・・ **用法・用量** ・・・・・・・

1日1～数回、適量を患部に塗布する

・・・・・・・ **特長** ・・・・・・・

• 抗真菌成分のナイスタチンを配合。背中、首、デコルテなどにできた「からだにきび」にも効果を発揮。
• 2種の抗生物質クロラムフェニコールとフラジオマイシン硫酸塩を配合。化膿した皮膚トラブルの原因菌に効果を発揮。
• 患部を保護し、伸びのよいノンステロイドタイプの軟膏。ジュクジュクした患部からカサカサした患部まで幅広く使える。

商品をおすすめする **ポイント**

ドルマイシン軟膏

グラム陰性菌に効果のあるコリスチン硫酸塩と、グラム陽性菌および陰性菌の一部に広い抗菌力を示すバシトラシンの2つの抗生物質を配合しています。化膿した患部にはもちろん、化膿の予防にも使用できます。

テラマイシン軟膏a

グラム陰性桿菌（とくに緑膿菌）に効果のあるポリミキシンB硫酸塩と、グラム陽性菌および陰性菌などに広い抗菌力を示すオキシテトラサイクリン塩酸塩の2つの抗生物質を配合しており、化膿してしまった患部に効果を発揮します。黄色の軟膏のため、目立つ部位に使用する際には注意が必要です。

クロマイ-N軟膏

クロラムフェニコールとフラジオマイシン硫酸塩の2種類の抗生物質、さらに抗真菌成分のナイスタチンを配合しています。化膿してしまった患部はもちろんのこと、身体にできた赤いブツブツ（毛のう炎）にとくに効果を発揮します。黄色の軟膏のため、目立つ部位に使用する際には注意が必要です。

第1章　第2章　第3章　成分早見表　● 症状別OTC薬の選び方

あせも、虫さされなどに優れた効き目

タクトホワイトL

佐藤製薬　　　　　　　　　　　　　　第2類医薬品

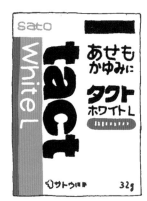

効果・効能

あせも、かゆみ、虫さされ、じんましん、湿疹、皮膚炎、かぶれ、しもやけ、ただれ

有効成分

ジフェンヒドラミン：1.0%、dl-メチルエフェドリン塩酸塩：0.5%、リドカイン：0.5%、グリチルリチン酸二カリウム：0.5%、イソプロピルメチルフェノール：0.1%、酸化亜鉛：12.5%

用法・用量

1日数回、患部に適量を塗布する

特長

- あせも、虫さされなどに優れた効き目。かゆみを抑え、かぶれを鎮める。
- 酸化亜鉛が患部を乾かし、治りを早める。
- 清涼感のある白色リニメント剤。

すーっと気持ちよく治すあせも治療薬

ケアセモ

ロート製薬　　　　　　　　　　　　　第3類医薬品

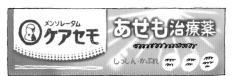

効果・効能

あせも、かゆみ、かぶれ、湿疹、皮膚炎、ただれ、じんましん、虫さされ、しもやけ

有効成分

(1g中)
ジフェンヒドラミン：10mg、クロタミトン：20mg、グリチルリチン酸二カリウム：10mg、イソプロピルメチルフェノール：1mg、l-メントール：10mg、トコフェロール酢酸エステル：5mg

用法・用量

1日数回、患部に適量を塗布する

特長

- 6つの有効成分を配合し、つらいかゆみや赤み・炎症を鎮める。
- べたつかないので、汗ばむ季節にも快適に使える。
- 1歳から使用できる。

全身にすーっとしみこんで、かゆみを素早く抑える

ユースキンⅠ（アイ）ローション

ユースキン製薬　　　　　　　　第3類医薬品

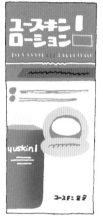

効果・効能

かゆみ、皮膚炎、湿疹、じんましん、かぶれ、あせも、ただれ

有効成分

（1g中）
クロタミトン：20mg、ジフェンヒドラミン：10mg、グリチルレチン酸：10mg、ビタミンE酢酸エステル：5mg、イソプロピルメチルフェノール：5mg

用法・用量

患部を清潔にしてから、1日数回、適量を塗布する

特長

・肌にすーっと浸透して、広い範囲に塗りやすいローションタイプ。
・さっぱりとした使用感ながら、お肌はしっとり潤う。
・べたつかないので、塗ったあとすぐに衣服を着ることができる。

商品をおすすめする

ポイント

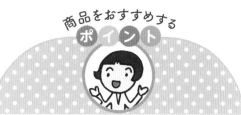

タクトホワイトL

ジフェンヒドラミンやリドカインがしっかりとかゆみを抑え、グリチルリチン酸ニカリウムが炎症を鎮めます。さらに酸化亜鉛が患部を乾かすため、炎症がすんだジュクジュクしたあせもにとくにおすすめです。清涼感のある白色リニメント剤です。

ケアセモ

ジフェンヒドラミンとクロタミトンの2種類のかゆみ止め成分を配合。その他にも炎症を抑える成分や殺菌消毒成分が配合されているため、かゆみがあり、赤みを帯びたあせもにとくにおすすめです。塗っても白く残らない、無香料、無着色のさらっとした感触のクリームで、1歳から使用できます。メントール配合で、すーっとした使い心地です。

ユースキンⅠ（アイ）ローション

クロタミトンやジフェンヒドラミンがしっかりとかゆみを抑え、グリチルレチン酸が炎症を鎮めます。オリブ油やグリセリンなどの保湿成分が肌に潤いを与えるため、とくに乾燥肌の方におすすめできます。患部に素早くしみこむ乳状水タイプの商品です。

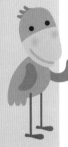

にきび

ペアアクネクリーム W

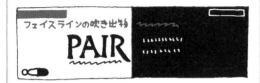

ライオン　　　　　　　　　　　第2類医薬品

・・・・・・・・【効果・効能】・・・・・・・・
吹き出物、にきび

・・・・・・・・【有効成分】・・・・・・・・
イブプロフェンピコノール (IPPN)：3.0%、イソプロピルメチルフェノール (IPMP)：0.3%

・・・・・・・・【用法・用量】・・・・・・・・
1日数回、石けんで洗顔後、適量を患部に塗布する

・・・・・・・・【特長】・・・・・・・・
- 有効成分のイブプロフェンピコノールが、アクネ菌による面ぽう (コメド、白にきび) の生成を抑え、炎症 (赤にきび) も鎮め、吹き出物、にきびをもとから治療する。
- 有効成分イソプロピルメチルフェノールが症状を悪化させるアクネ菌などを殺菌し、吹き出物、にきびの進行を抑える。
- 肌に近いpH (弱酸性) で、肌にすっと伸びて透明になるクリームなので、塗ったうえからメイクもできる。

クレアラシルニキビ治療薬クリーム肌色タイプ

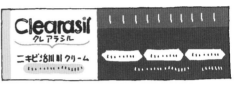

レキットベンキーザー・ジャパン　　第2類医薬品
販売名：クレアラシルH3

・・・・・・・・【効果・効能】・・・・・・・・
にきび

・・・・・・・・【有効成分】・・・・・・・・
イオウ：3%、レゾルシン：2%、グリチルリチン酸二カリウム：0.5%、トコフェロール酢酸エステル：0.5%

・・・・・・・・【用法・用量】・・・・・・・・
1日数回、適量を患部およびその周辺の皮膚に塗布する

・・・・・・・・【特長】・・・・・・・・
- にきびの頭部を開き皮脂を吸収、アクネ菌を殺菌、にきびの腫れや赤みを抑える。
- ビタミンEが過酸化脂質の増加を防ぎ、にきびの悪化を抑制する。
- 消炎作用が腫れや赤みを抑える。

しっこい大人にきびをしっかり治す

メンソレータムアクネス25 メディカルミストb

ロート製薬　　　　　　　　　　　第2類医薬品

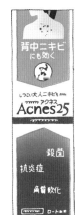

・・・・・・・**効果・効能**・・・・・・・

にきび

・・・・・・・**有効成分**・・・・・・・

イソプロピルメチルフェノール：0.3％、アラントイン：0.2％、サリチル酸：0.5％

・・・・・・・**用法・用量**・・・・・・・

1日2回（朝・晩）、適量を患部に噴霧する。顔に使用する場合は適量を手にとり、患部に塗布する

・・・・・・・**特長**・・・・・・・

- 大人のにきびに着目した治療薬。
- 殺菌成分のイソプロピルメチルフェノールがアクネ菌の巣（バイオフィルム）を壊して、アクネ菌を殺菌。
- 手の届きにくい背中などにも使いやすいミストタイプ。

商品をおすすめする
ポイント

ペアアクネクリームW

イブプロフェンピコノールがにきびの生成を抑え、にきびの腫れや赤みを緩和します。さらにイソプロピルメチルフェノールが症状を悪化させるアクネ菌などを殺菌することで、吹き出物・にきびの進行を抑えます。伸びがよく、塗ったら透明になるクリームなので、日中の使用も可能です。塗ったうえからメイクもできます。

クレアラシルニキビ治療薬クリーム肌色タイプ

イオウがアクネ菌を殺菌し、悪化を防ぐとともに、グリチルリチン酸二カリウムが炎症を鎮め、腫れや赤みを抑えます。塗ったところがカサカサする場合もあるため、患部だけにのせるように塗布するのがおすすめです。イオウのにおいが気になる方には注意が必要です。

メンソレータムアクネス25メディカルミストb

イソプロピルメチルフェノールがアクネ菌を殺菌し、アラントインがにきびの炎症・赤み・腫れを鎮め、傷ついた組織を修復します。さらにサリチル酸の角質軟化作用により古い角質を取り除きます。1日2回、適量を噴霧しましょう。ボトルを逆さまにしても噴霧できます。

症状 ⑧ 筋肉・関節のトラブル

デスクワークによる肩こりや腰痛、運動や加齢による筋肉痛や関節の痛み、また打撲などの痛みで外用消炎鎮痛薬を求めるお客様が多いです。痛みの部位や範囲、急性か慢性かなどとともに、剤形の希望なども聞き取る必要があります。

筋肉・関節に関するよくある訴え

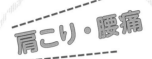
肩こり・腰痛

肩こりは同じ姿勢を続けたことによる筋肉疲労や血行の悪化、腰痛は原因が特定できない場合が多い。非ステロイド性抗炎症成分、血行促進成分などが有効。

→ 商品比較 P.122

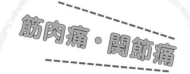
筋肉痛・関節痛

運動で傷ついた筋線維を修復しようとして起こる筋肉痛。おもに加齢により関節の軟骨が摩耗して起こる関節痛。非ステロイド性抗炎症成分、局所刺激成分が有効。

→ 商品比較 P.124

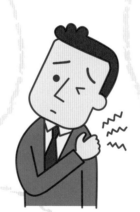

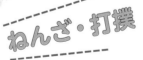
ねんざ・打撲

ねんざや打撲は強くひねる、ぶつかる、転ぶなどして炎症が生じた状態。テニス肘は手首を反らす動きに力を入れすぎて起こる。非ステロイド性抗炎症成分、局所刺激成分（冷感刺激成分）が有効。

→ 商品比較 P.126

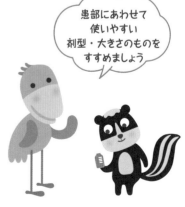

患部にあわせて使いやすい剤型・大きさのものをすすめましょう

外用消炎鎮痛薬のおもな成分

消炎鎮痛成分 (第一世代)	**代表的な成分** サリチル酸メチル、サリチル酸グリコールなど	
	POINT ・局所刺激作用により血行を促し、炎症を抑え、痛みを緩和する成分。 ・無臭性のため、**仕事などで外出する場合にも推奨される**。	
消炎鎮痛成分 (第二世代)	**代表的な成分** インドメタシン、ケトプロフェン、フェルビナク、ピロキシカム、ジクロフェナクナトリウムなど	
	POINT ・痛みや炎症のもととなるプロスタグランジンの生成を抑制し、炎症を抑え、痛みを緩和する成分。 ・代表的なものに、**非ステロイド性抗炎症成分**のジクロフェナクナトリウム、フェルビナク、インドメタシンがある。 ・一般的に、**第一世代よりも消炎鎮痛効果が高い**とされる。	
抗炎症成分	**代表的な成分** グリチルリチン酸、グリチルリチン酸二カリウム、グリチルリチン酸モノアンモニウムなど	
	POINT ・比較的穏やかな抗炎症作用を示す成分として配合されている場合がある。	
局所刺激成分	**代表的な成分** 冷感刺激成分としてメントール、カンフル、ハッカ油、ユーカリ油など／温感刺激成分としてカプサイシン、ノニル酸ワニリルアミド、ニコチン酸ベンジルエステルなど	
	POINT ・冷感刺激成分は皮膚表面に冷感刺激を与え、軽い炎症を起こすことで起こる反射的な血管の拡張による患部の血行を促す効果、また、鎮痛・鎮痒の効果を期待して配合される。 ・**打撲やねんざなどの急性の腫れや熱感を伴う症状**に対しては、冷感刺激成分が配合された外用消炎鎮痛薬が適するとされる。 ・温感刺激成分は患部の血行を促す効果を期待して配合される。 ・温感刺激成分は人によっては刺激が強すぎて、**副作用として痛みが現れる**ことがある。また、**入浴前後の使用も適当ではない**。	
血行促進成分	**代表的な成分** ポリエチレンスルホン酸ナトリウム、ビタミンE（トコフェロール酢酸エステル、トコフェロールなど）など	
	POINT ・患部局所の血行を促すことを目的として配合される成分。	

第1章

●第2章 症状別OTC薬の選び方

第3章

成分早見表

筋肉・関節のトラブル を訴えるお客様に ☑ 確認・伝達しておくべきこと

■ 受診勧奨の目安となる症状

- 腫れや痛みが強い
- 発熱、頭痛、背中の痛みなど、ほかにも症状がある
- 骨折、重度のねんざや打撲
- （肩こり）突然起こった原因不明の肩こり
- （関節痛）関節の腫れや熱感、こわばりがある

> 今までに
> 経験したことのないような
> 激しい痛みの場合、
> 基本的には
> 受診をすすめます

■ 使用者の確認

確認 1

本人	本人以外

確認 2

妊婦	小児

妊婦 → 受診勧奨

小児 →
- 禁 インドメタシン（11歳未満）
- 禁 インドメタシン1%（15歳未満）
- 禁 非ステロイド性抗炎症成分（15歳未満）
- 勧 第一世代の消炎鎮痛成分

> 外用消炎鎮痛薬は
> 小児が使用することも
> 多いため、商品の適用年齢を
> かならず確認しましょう

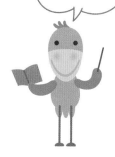

禁＝使用してはいけないもの　　勧＝すすめられるもの

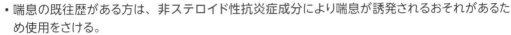

☐ 持病・既往歴のある方へのおもな確認事項

- 喘息の既往歴がある方は、非ステロイド性抗炎症成分により喘息が誘発されるおそれがあるため使用をさける。
- 消化性潰瘍の既往歴がある方は、非ステロイド性抗炎症成分により症状を悪化させるおそれがあるため使用をさける。

☐ 注意すべきおもな飲み合わせ

| ジクロフェナクナトリウム | × | 抗菌薬 | → ⚠ けいれんを起こすおそれ |

☐ 成分ごとのおもな副作用

- 非ステロイド性抗炎症成分 —— 接触皮膚炎
  - 使用後に発疹、発赤、熱感などがみられた場合は使用を中止し、患部を水で洗い流すこと。

- ジクロフェナクナトリウム —— 光線過敏症
  - 薬を使用している間、また使用後4週間は、光線過敏症の発症を抑えるため、日光があたらないよう使用部位を衣類やサポーターなどでおおうこと。

プラスワン

■患部にあわせた最適な湿布の貼り方を知っておこう

お客様の満足度向上のために、湿布の最適な貼り方を知っておきましょう。セロファンからはがす前に、はさみで切り目を入れたり、カットしたりしてから貼ることでフィット感が増し、はがれにくくなります。

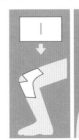
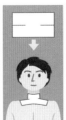
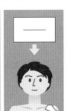
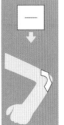

膝　　　首　　　肩　　　肘

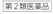

肩こり・腰痛

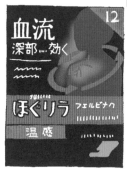

血流を促し、深部から効く

ハリックス ほぐリラ 温感

ライオン　　第2類医薬品

効果・効能

肩こりに伴う肩の痛み、筋肉痛、腰痛、関節痛、打撲、ねんざ、腱鞘炎（手・手首・足首の痛みと腫れ）、肘の痛み（テニス肘など）

有効成分

（膏体100g（1400cm^2）中）
フェルビナク：0.7g、アルニカチンキ：1.0mL（原生薬換算量0.2g）、トウガラシエキス：0.02g（原生薬換算量1.0g）

用法・用量

表面のプラスチックフィルムをはがし、1日2回を限度として患部に貼る
15歳未満は使用しない

特長

- 痛みをもとから鎮める成分フェルビナクに加え、血流を促す生薬アルニカチンキを配合。
- 血流を促し、たまった肩こり痛や首などの筋肉痛に深部からしっかり効く。
- トウガラシエキスの心地よい温感で、温かい貼り心地が持続する。

サリチル酸グリコールが肩こり、筋肉痛を治す

ニューアンメルツヨコヨコA

小林製薬　　第3類医薬品

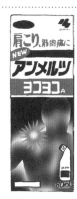

効果・効能

肩こり、筋肉痛、筋肉疲労、腰痛、打撲、ねんざ、関節痛

有効成分

（100mL中）
サリチル酸グリコール：2500mg、l-メントール：3000mg、クロルフェニラミンマレイン酸塩：100mg、ニコチン酸ベンジルエステル：10mg、ノナン酸バニリルアミド：12mg

用法・用量

1日数回、患部に適量を塗布する

特長

- 消炎鎮痛成分サリチル酸グリコールが患部に浸透し、肩こり、筋肉痛を緩和する。
- 血行促進成分ノナン酸バニリルアミドが、じんじんという温かな実感とともに、滞った患部の血流を改善し、肩こりや筋肉痛をやわらげる。
- においが気にならない無臭性。

ピンポイントに効く、丸型の温感プラスター

ロイヒつぼ膏

ニチバン　　　　　　　　　　　　　　第3類医薬品

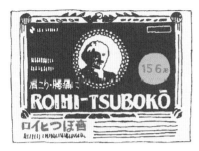

・・・・・・・・・・　効果・効能　・・・・・・・・・・

肩のこり、腰の痛み、打撲、ねんざ、関節痛、筋肉痛、筋肉疲労、しもやけ、骨折痛

・・・・・・・・・・　有効成分　・・・・・・・・・・

（膏体100g中）
サリチル酸メチル：7.17g、l-メントール：3.25g、ハッカ油：0.35g、dl-カンフル：2.51g、チモール：0.05g、ノニル酸ワニリルアミド：0.03g

・・・・・・・・・・　用法・用量　・・・・・・・・・・

ロイヒつぼ膏の膏面をフィルムからはがし、患部に貼る

・・・・・・・・・・　特長　・・・・・・・・・・

- トウガラシ成分に似たノニル酸ワニリルアミドの温感刺激により患部の血行を促進。
- サリチル酸メチル、l-メントールなどの鎮痛消炎作用をもつ成分を配合。
- 丸型だから貼りやすく、ピンポイントに効く、直径2.8センチの温感プラスター。

商品をおすすめする
ポイント

ハリックス ほぐリラ 温感

フェルビナクが痛みを緩和し、生薬アルニカチンキが血流を促すため、痛みの強い肩こり・腰痛におすすめです。血流を促すトウガラシエキスが含まれているため、温かい貼り心地が持続します。水を含んだジェルタイプで、伸縮性も高く、肩や首すじにもぴったりフィットします。15歳から使用できます。

ニューアンメルツヨコヨコA

サリチル酸グリコールが炎症を抑えながら痛みを緩和します。ノナン酸バニリルアミドが滞った患部の血流を改善し、患部を温めながら肩こりや筋肉痛を緩和します。手を汚さず患部に塗ることができ、においが少ないため、日中使用したい方にもおすすめできます。

ロイヒつぼ膏

ノニル酸ワニリルアミドの温感刺激により、患部の血行を促し、サリチル酸メチルが痛みを緩和することで、肩こりや腰痛をやわらげます。肌色の小さな丸型の貼り薬で、粘着力も強いため、貼りやすくはがれにくい商品です。刺激感が強いので、入浴の30分〜1時間前にははがしておくようアドバイスしましょう。

急な痛み、しつこい痛みのどちらにも効く

バンテリンコーワクリーミィーゲルα

興和　　　　　　　　　　　　　　　　第2類医薬品

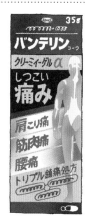

効果・効能

肩こりに伴う肩の痛み、筋肉痛、腰痛、関節痛、腱鞘炎（手・手首の痛み）、肘の痛み（テニス肘など）、打撲、ねんざ

有効成分

（1g中）
インドメタシン：10mg、l-メントール：30mg、トコフェロール酢酸エステル：20mg、アルニカチンキ：5mg（アルニカとして1mg）

用法・用量

1日4回を限度として適量を患部に塗擦する
11歳未満は使用しない

特長

- インドメタシン、l-メントールにアルニカチンキを加えたトリプル鎮痛処方。
- トコフェロール酢酸エステルが末梢血流を改善する。
- ゲルの優れた浸透性とクリームの優れた使用感を併せもつクリーミィーゲルで、べたつかないさらっとした使い心地。
- 痛みの患部にじかに浸透する。

インドメタシンが優れた鎮痛消炎効果を発揮

サロンパスEX

久光製薬　　　　　　　　　　　　　　第2類医薬品

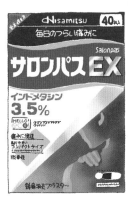

効果・効能

肩こりに伴う肩の痛み、腰痛、関節痛、筋肉痛、腱鞘炎（手・手首の痛み）、肘の痛み（テニス肘など）、打撲、ねんざ

有効成分

（膏体100g中）
インドメタシン：3.5g、l-メントール：3.5g

用法・用量

表面のプラスチックフィルムをはがし、1日2回を限度として患部に貼る
11歳未満は使用しない

特長

- インドメタシン3.5%配合の優れた鎮痛消炎効果。
- しなやかな素材を採用しており、やさしい貼り心地でかぶれにくい。
- 肩こりの関係部位（肩、首の付け根、肩甲骨周辺）などに貼りやすいコンパクトサイズ。

腰、肩、ひざの痛みに優れた効き目

アンメルシン1%ヨコヨコ

小林製薬　　　　　　　　　　　　　第2類医薬品

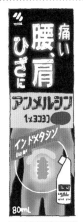

効果・効能

関節痛、腰痛、打撲、ねんざ、筋肉痛、腱鞘炎（手・手首の痛み）、肘の痛み（テニス肘など）、肩こりに伴う肩の痛み

有効成分

（100mL中）
インドメタシン：1000mg、l-メントール：3000mg

用法・用量

1日4回を限度として患部に適量塗布する
11歳未満は使用しない

特長

- 腰、肩、ひざの痛みに優れた効き目を発揮する塗り薬。
- 有効成分インドメタシンが、皮膚から浸透し関節の痛みをやわらげる。
- 患部に直接塗れるボトルタイプなので、手を汚さず手軽に使える。

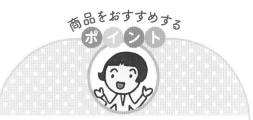

商品をおすすめする
ポイント

バンテリンコーワ クリーミィーゲルα

インドメタシンが筋肉や関節の痛みを緩和し、トコフェロール酢酸エステルが血流を改善することで症状をやわらげる塗り薬です。ゲルとクリームの両方の性質を併せもち、べたつかないさらっとした使い心地です。何度もすり込まず、患部に軽くのせるように塗り広げましょう。11歳から使用できます。

サロンパスEX

インドメタシンが3.5％配合されており、筋肉や関節の痛みが強い方におすすめできる貼り薬です。朝貼っておけば効果が持続するため、日中お仕事をされている方、学校に通われている方にもおすすめしやすい商品です。温感タイプもあるので症状にあわせて選びましょう。11歳から使用できます。

アンメルシン1%ヨコヨコ

痛みや炎症を緩和するインドメタシンが1％配合された塗り薬です。患部に直接塗れるので、貼り薬が使用しにくい曲げ伸ばしをする部分などの痛みにとくにおすすめできます。ボトルタイプで、手を汚したくない方にも手軽に使っていただけます。1日4回まで、11歳から使用できます。

第1章

● 第2章 症状別OTC薬の選び方

第3章

成分早見表

125

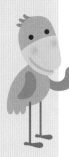

心地よい冷感で関節や筋肉のつらい痛みに効く

フェイタスZジクサスシップ

久光製薬　　　　　　　　　　　　第2類医薬品

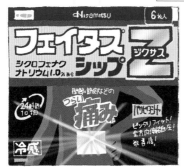

効果・効能

腰痛、筋肉痛、肩こりに伴う肩の痛み、関節痛、腱鞘炎（手・手首の痛み）、肘の痛み（テニス肘など）、打撲、ねんざ

有効成分

（膏体100g中）
ジクロフェナクナトリウム：1.0g

用法・用量

プラスチックフィルムをはがし、1日1回患部に貼付する。1回あたり2枚を超えて使用しないこと。本成分を含むほかの外用薬を併用しないこと
15歳未満は使用しない

特長

- 有効成分ジクロフェナクナトリウムを1.0％配合した、心地よい冷感の鎮痛消炎湿布剤。
- 関節や筋肉などのつらい痛みに優れた効き目を現す。
- 伸縮自在で、関節部位にもぴったりフィット。

有効成分が皮膚から吸収され、効果が持続

ボルタレンEXテープ

グラクソ・スミスクライン・コンシューマー・　第2類医薬品
ヘルスケア・ジャパン

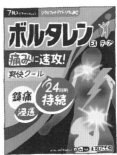

効果・効能

腰痛、肩こりに伴う肩の痛み、関節痛、筋肉痛、腱鞘炎（手・手首の痛み）、肘の痛み（テニス肘など）、打撲、捻挫

有効成分

（膏体100g中）
ジクロフェナクナトリウム：1g

用法・用量

プラスチックフィルムをはがし、1日1回1～2枚を患部に貼る。ただし、1回あたり2枚を超えて使用しないこと。本成分を含むほかの外用剤を併用しないこと
15歳未満は使用しないこと

特長

- 有効成分ジクロフェナクナトリウムを配合した鎮痛消炎テープ剤で、優れた経皮吸収性がある。
- 有効成分が徐々に放出され、優れた持続性がある。
- 有効成分が外部に揮散せず、痛みのもとを狙って作用する。

ぴたっと密着する超薄型の湿布

パテックスうすぴたシップ

第一三共ヘルスケア　　　　　　　第3類医薬品

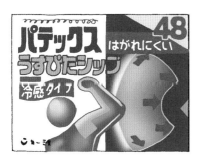

効果・効能

肩こり、腰痛、筋肉痛、筋肉疲労、関節痛、打撲、捻挫、骨折痛、しもやけ

有効成分

（膏体100g中）
サリチル酸グリコール：2g、l-メントール：1g、アルニカチンキ：1mL（原生薬として0.2g相当）

用法・用量

そのまま、または適当な大きさに切り、表面のフィルムをはがし、1日1〜2回患部に貼付する

特長

• 冷感タイプの湿布剤。
• 超薄型で衣類にからみつきにくい。
• 膏体が端までついているため、肌に密着してはがれにくい。

商品をおすすめするポイント

フェイタスZジクサスシップ

痛みや炎症を緩和するジクロフェナクナトリウムを1%配合している貼り薬です。関節や筋肉などのつらい痛みに優れた効果を発揮します。冷感の湿布剤のため、急性のねんざや打撲でつらい方、患部を冷やしたい方におすすめです。1日1回2枚まで、15歳から使用できます。

ボルタレンEXテープ

ジクロフェナクナトリウムが1%配合されている貼り薬です。1日1回患部に貼るだけで、24時間効果が持続します。一度に2枚まで使用できます。テープタイプで伸縮性に優れており、貼り直しもしやすい商品です。テープタイプのほかに大判タイプもあるので、患部の広さにあわせておすすめするとよいでしょう。15歳から使用できます。

パテックスうすぴたシップ

第一世代の消炎鎮痛成分のサリチル酸グリコール、アルニカチンキが炎症を抑え、痛みをやわらげます。作用は穏やかなため、痛みがあまり強くない場合におすすめできます。年齢制限がないため、小さなお子様にも使っていただけますが、l-メントールの刺激が強い場合があるので注意しましょう。超薄型のため肌に密着してはがれにくい冷感の湿布剤です。

症状 ⑨ 鼻水・鼻づまり

鼻炎にはかぜによる急性鼻炎と、花粉やハウスダストなどによるアレルギー性鼻炎があります。鼻水の状態、鼻以外の症状で判断します。内服薬と点鼻薬のどちらがよいかも考えてお客様の話を聞くことが大切です。副鼻腔炎などの慢性鼻炎は受診をすすめましょう。

鼻水・鼻づまりに関するよくある訴え

急な鼻水、鼻づまり（内服薬で治したい）

かぜによる急性鼻炎では、鼻水はさらさらから徐々に粘度が高くなることが多い。抗ヒスタミン成分、抗コリン成分が有効。

→ 商品比較 P.132

アレルギー性鼻炎（内服薬で治したい）

花粉やハウスダストなどに対するアレルギー反応で鼻炎が起こる。くしゃみ以外に、目にもかゆみなどの症状が現れることが多い。抗ヒスタミン成分が有効。

→ 商品比較 P.132、P.136

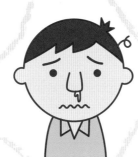

急な鼻水、鼻づまり（点鼻薬で治したい）

鼻に直接作用させたいときは、内服薬ではなく鼻に噴霧する点鼻薬も選択肢となる。抗ヒスタミン成分、血管収縮成分が有効。

→ 商品比較 P.134

アレルギー性鼻炎（点鼻薬で治したい）

アレルギー性鼻炎専用の点鼻薬は、期間限定での使用がすすめられる。抗ヒスタミン成分、ステロイド性抗炎症成分が有効。

→ 商品比較 P.134、P.138

鼻炎薬 のおもな成分

抗ヒスタミン成分（第一世代）	**代表的な成分** クロルフェニラミンマレイン酸塩、カルビノキサミンマレイン酸塩など **POINT**・ヒスタミンの作用を抑え、**鼻水、くしゃみを緩和する**成分。 ・即効性があるため、すでに症状が強く出ている場合に効果を発揮しやすい。 ・**眠気や口渇**などの副作用が出やすい。
抗ヒスタミン成分（第二世代）	**代表的な成分** エピナスチン塩酸塩、セチリジン、フェキソフェナジン塩酸塩、エバスチン、ロラタジン、メキタジン、ケトチフェンフマル酸塩など **POINT**・ヒスタミンの作用を抑え、**鼻水、くしゃみを緩和する**成分。 ・症状の原因となる**ヒスタミンの放出そのものを抑える**作用（**抗アレルギー作用**）を併せもつため、症状が出始めたら早めに使うと効果的である。 ・第一世代にくらべると即効性に欠けるため、**効果を実感するまでに時間がかかる**ことがある。
抗炎症成分	**代表的な成分** ステロイド性抗炎症成分として、プレドニゾロン、ベクロメタゾンプロピオン酸エステルなど／抗炎症成分として、グリチルリチン酸二カリウムなど **POINT**・**皮膚や鼻粘膜の炎症をやわらげる**ことを目的として配合される成分。
アドレナリン作動成分	**代表的な成分** プソイドエフェドリン塩酸塩、フェニレフリン塩酸塩、メチルエフェドリン塩酸塩など **POINT**・交感神経系を刺激して鼻粘膜の血管を収縮させることによって、**鼻粘膜の充血や腫れをやわらげる**ことを目的として配合される成分。
抗コリン成分	**代表的な成分** ベラドンナ総アルカロイドなど **POINT**・鼻腔内の粘液の分泌を抑えるとともに、鼻腔内の刺激を伝達する副交感神経系の働きを抑え、**鼻水やくしゃみを緩和する**ことを目的として配合される成分。
局所麻酔成分	**代表的な成分** リドカイン、リドカイン塩酸塩など **POINT**・**鼻粘膜の過敏性や痛み、かゆみを抑える**ことを目的として配合される成分。
殺菌消毒成分	**代表的な成分** ベンザルコニウム塩化物、ベンゼトニウム塩化物など **POINT**・**鼻粘膜を清潔に保ち、細菌による二次感染を防止する**ことを目的として配合される成分。
血管収縮成分	**代表的な成分** ナファゾリン塩酸塩、塩酸テトラヒドロゾリン、プレドニゾロンなど **POINT**・鼻腔内の血管を収縮させることで、充血した鼻粘膜の腫れを鎮め、**鼻づまりを緩和する**成分。

鼻水・鼻づまり を訴えるお客様に ☑ 確認・伝達しておくべきこと

☐ 受診勧奨の目安となる症状

- 症状が頻繁に起こる、長期間続いている
- 黄色、緑色など、色のついた鼻水が出る
- ドロドロの鼻水が出る
- 鼻づまりがひどい、においを感じにくい、呼吸が苦しい、熟睡できない
- 発熱、頭痛、咳、倦怠感、吐き気など、ほかにも症状がある

☐ 使用者の確認

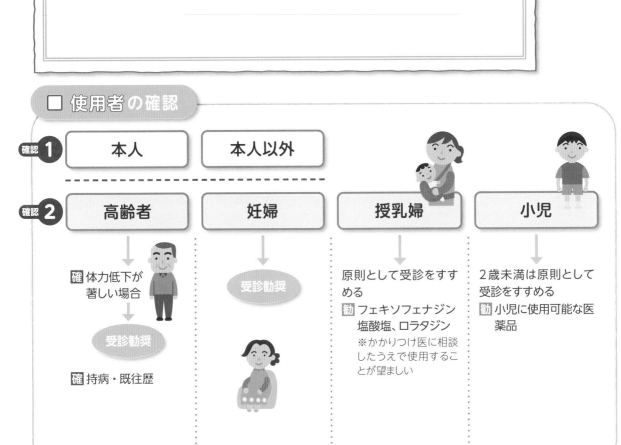

確認❶ 本人　本人以外

確認❷ 高齢者　妊婦　授乳婦　小児

高齢者
確 体力低下が著しい場合
↓
受診勧奨
確 持病・既往歴

妊婦
受診勧奨

授乳婦
原則として受診をすすめる
勧 フェキソフェナジン塩酸塩、ロラタジン
※かかりつけ医に相談したうえで使用することが望ましい

小児
2歳未満は原則として受診をすすめる
勧 小児に使用可能な医薬品

確＝確認すること　勧＝すすめられるもの

□ 持病・既往歴のある方へのおもな確認事項

- 緑内障、前立腺肥大、排尿障害の既往歴がある方は、プソイドエフェドリン塩酸塩、抗ヒスタミン成分、抗コリン成分の使用により症状が悪化するおそれがあるため使用をさける。
- 心臓病、糖尿病、甲状腺機能障害、高血圧の既往歴がある方は、プソイドエフェドリン塩酸塩の使用により症状が悪化するおそれがあるため使用をさける。
- 腎臓病の既往歴がある方は、セチリジンの使用により症状が悪化するおそれがあるため使用をさける。
- 肝臓病の既往歴がある方は、エピナスチン塩酸塩の使用により症状が悪化するおそれがあるため使用をさける。

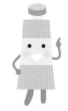

□ 注意すべきおもな飲み合わせ

抗ヒスタミン成分	×	かぜ薬、鎮咳薬	→ ⚠	成分の重複により効果が強く出すぎる、もしくは副作用が出るおそれ
抗ヒスタミン成分	×	アルコール	→ ⚠	中枢抑制作用が増強され、強い眠気を起こすおそれ
フェキソフェナジン塩酸塩	×	制酸成分 (アルミニウム、マグネシウム)	→ ⚠	制酸成分がフェキソフェナジン塩酸塩を吸着するため、フェキソフェナジン塩酸塩の作用が弱まるおそれ

□ 成分ごとのおもな副作用

● 抗ヒスタミン成分	眠気、排尿障害など
● プソイドエフェドリン塩酸塩	不眠、神経興奮作用など
● 抗コリン成分	目のかすみ、まぶしさ、口渇、便秘、排尿障害など

普段運転をする方には眠気の出にくいものをすすめましょう

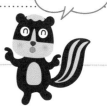

アレルギーや急な鼻水・鼻づまり（内服薬）

止めたいそのときに口の中で素早く溶ける

アルガードクイックチュアブル

ロート製薬　　　　　　　　　第2類医薬品

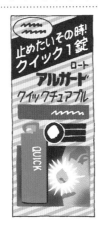

効果・効能

急性鼻炎、アレルギー性鼻炎または副鼻腔炎による次の諸症状の緩和：くしゃみ、鼻水（鼻汁過多）、鼻づまり、なみだ目、のどの痛み、頭重（頭が重い）

有効成分

（1日服用量）
メキタジン：4.0mg、フェニレフリン塩酸塩：15.0mg、ベラドンナ総アルカロイド：0.4mg、無水カフェイン：90.0mg

用法・用量

1回量（1日3回／かむか、口中で溶かして服用する。服用間隔を4時間以上おく）
15歳以上：1錠
15歳未満：服用しないこと

特長

- 水なしでいつでも飲め、口の中で素早く溶けるチュアブル錠。
- フェニレフリン塩酸塩が鼻粘膜の充血や腫れを抑え、鼻づまりを改善。
- 眠くなりにくい成分メキタジン配合で鼻炎症状に効果を発揮。

胃と腸で溶ける時間差作用の二重構造

ストナリニS

佐藤製薬　　　　　　　　　第2類医薬品

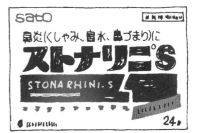

効果・効能

急性またはアレルギー性鼻炎による諸症状（くしゃみ、鼻水、鼻づまり、なみだ目、頭が重い）の緩和

有効成分

（2錠中）
クロルフェニラミンマレイン酸塩：6mg（内核）6mg（外層）、フェニレフリン塩酸塩：6mg（内核）6mg（外層）、ダツラエキス：12mg（内核）12mg（外層）

用法・用量

1回量（1日1～2回）
15歳以上：1錠
15歳未満：服用しないこと

特長

- 胃で溶ける外層と腸で溶ける内核の二重構造なので1日1回1錠でも作用が長時間続く。
- 副交感神経を遮断するダツラエキス配合で鼻水がよく止まる。
- フェニレフリン塩酸塩が鼻粘膜の腫れやうっ血を鎮める。

すぐに症状を止めたい方に

パブロン鼻炎カプセルSα

大正製薬　　　　　　　　　第②類医薬品

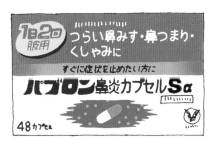

効果・効能

急性鼻炎、アレルギー性鼻炎または副鼻腔炎による次の諸症状の緩和：くしゃみ、鼻水（鼻汁過多）、鼻づまり、なみだ目、のどの痛み、頭重（頭が重い）

有効成分

（2カプセル中）
塩酸プソイドエフェドリン：60mg、マレイン酸カルビノキサミン：6mg、ベラドンナ総アルカロイド：0.2mg、無水カフェイン：50mg

用法・用量

1回量（1日2回／12時間ごとに水またはぬるま湯で服用する）
15歳以上：2カプセル
15歳未満：服用しないこと

特長

- 急性鼻炎やアレルギー性鼻炎の諸症状の緩和に効果的な持続性鼻炎治療薬。
- カプセル中の白い顆粒は速く溶ける顆粒、オレンジの顆粒はゆっくり溶ける顆粒で効果が持続。
- 鼻粘膜の充血や腫れを抑える塩酸プソイドエフェドリンのほか、抗ヒスタミン薬、分泌抑制薬などを配合。くしゃみ、鼻水、鼻づまりなどを軽快させる。

商品をおすすめするポイント

アルガードクイックチュアブル

メキタジンを主成分としており、アレルギー症状の発生を抑制する作用と、くしゃみや鼻水などを緩和する作用の両方を併せもった商品です。フレッシュメントール味で、水なしで服用できるチュアブル錠のため、通常の錠剤が苦手な方にもおすすめできます。ケースに入っていて携帯にも便利。1日3回、15歳から服用できます。

ストナリニS

抗ヒスタミン成分のクロルフェニラミンマレイン酸塩がアレルギーによる鼻水・鼻づまりを抑え、抗コリン成分のダツラエキスが鼻汁分泌を抑制し、急性の鼻炎症状に効果を示します。胃で溶ける外層と、腸で溶ける内核からなる二重構造のため、1日1〜2回の服用で優れた効果を現します。15歳から服用できます。

パブロン鼻炎カプセルSα

塩酸プソイドエフェドリンが鼻づまりを緩和します。くしゃみや鼻水を抑えるマレイン酸カルビノキサミンは第一世代の抗ヒスタミン成分であるため、比較的眠気が出やすいので注意しましょう。1日2回の服用で効果が持続するため、日中に薬が飲みにくい方、飲み忘れが多い方におすすめです。15歳から服用できます。

第1章

● 症状別OTC薬の選び方　第2章

第3章

成分早見表

鼻腔内の血管を収縮させて、うっ血や炎症を抑える

ナザール「スプレー」

佐藤製薬 〔第2類医薬品〕

効果・効能

アレルギー性鼻炎、急性鼻炎または副鼻腔炎による次の諸症状の緩和：鼻づまり、鼻水（鼻汁過多）、くしゃみ、頭重

有効成分

（100mL中）
ナファゾリン塩酸塩：50mg、クロルフェニラミンマレイン酸塩：500mg、ベンザルコニウム塩化物：10mg

用法・用量

1回量（1日6回を限度として鼻腔内に噴霧する。適用間隔は3時間以上おく）
15歳以上：1〜2度
7〜14歳：1〜2度
7歳未満：使用しないこと

特長

• 血管収縮剤、抗ヒスタミン剤、殺菌剤配合の点鼻用スプレー。
• ナファゾリン塩酸塩の働きにより鼻腔内の血管を収縮させ、うっ血、炎症を抑える。
• クロルフェニラミンマレイン酸塩の働きにより、鼻腔内のアレルギー症状を抑え、効果を現す。

つらい鼻づまり、鼻水に速く効く

コールタイジン点鼻液a

ジョンソン・エンド・ジョンソン 〔第②類医薬品〕

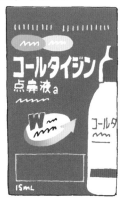

効果・効能

急性鼻炎、アレルギー性鼻炎または副鼻腔炎による次の諸症状の緩和：鼻づまり、鼻水（鼻汁過多）、くしゃみ、頭重（頭が重い）

有効成分

（1mL中）
塩酸テトラヒドロゾリン：1.0mg、プレドニゾロン：0.2mg

用法・用量

1回量（鼻腔内に噴霧する。3時間以上の間隔をおいて1日6回まで使用できる）
15歳以上：1〜2度
7〜14歳：1〜2度
7歳未満：使用しないこと

特長

• アレルギー性鼻炎または副鼻腔炎による鼻づまり、鼻水などの鼻炎症状を改善する。
• 無色透明の液剤。
• 塩酸テトラヒドロゾリン、副腎皮質ステロイドのプレドニゾロンが鼻粘膜の充血、腫れを鎮める。

ミクロの霧がやさしく行きわたる

アルガード鼻炎クールスプレーa

ロート製薬　　　　　　　　　　　第2類医薬品

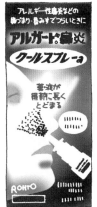

効果・効能

急性鼻炎、アレルギー性鼻炎または副鼻腔炎による次の諸症状の緩和：鼻づまり、鼻水（鼻汁過多）、くしゃみ、頭重

有効成分

（100mL中）
塩酸テトラヒドロゾリン：100mg、クロルフェニラミンマレイン酸塩：500mg、ベンゼトニウム塩化物：20mg

用法・用量

1回量（1日6回まで。両鼻腔内に噴霧する。3～4時間ごとに行う）
7歳以上：1～2度ずつ
7歳未満：使用しないこと

特長

- 血管収縮剤の塩酸テトラヒドロゾリンが充血した鼻粘膜の腫れを鎮め、鼻づまりを緩和する。
- 抗ヒスタミン剤のクロルフェニラミンマレイン酸塩が花粉やほこりなどによるくしゃみ、鼻水などのアレルギー症状を緩和する。
- ベンゼトニウム塩化物が鼻粘膜を清潔に保ち、鼻づまりなどを緩和する。

商品をおすすめするポイント

ナザール「スプレー」

血管収縮成分のナファゾリン塩酸塩が、鼻腔の血管を収縮させることで鼻づまりを緩和させ、抗ヒスタミン成分のクロルフェニラミンマレイン酸塩が鼻水を抑えます。血管収縮成分が配合されているため、長期連用はさけ、一時的な使用に留めることが大切です。1日6回まで、7歳から使用できます。

コールタイジン点鼻液a

副腎皮質ステロイドのプレドニゾロンが配合された点鼻薬です。アレルギーやかぜによる鼻水・鼻づまりのほか、副鼻腔炎による鼻炎症状にもおすすめできます。血管収縮成分の塩酸テトラヒドロゾリンが配合されているため、長期連用はさけましょう。患部が化膿している方は使用できないので注意が必要です。1日6回まで、7歳から使用できます。

アルガード鼻炎
クールスプレーa

塩酸テトラヒドロゾリンが鼻づまりを緩和し、抗ヒスタミン成分のクロルフェニラミンマレイン酸塩が鼻水を抑えます。l-メントール配合のクールな使用感で、薬液が霧状に噴霧されるため、液だれしにくい商品です。血管収縮成分の塩酸テトラヒドロゾリンが配合されているため、長期連用はさけましょう。1日6回まで、7歳から使用できます。

しっかり効いて眠くなりにくい

アレグラFX

久光製薬　　　　　　　　　　第2類医薬品

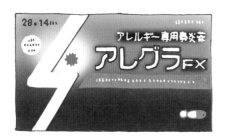

効果・効能

花粉、ハウスダスト（室内塵）などによる次のような鼻のアレルギー症状の緩和：くしゃみ、鼻水、鼻づまり

有効成分

（1日服用量）
フェキソフェナジン塩酸塩：120mg

用法・用量

1回量（1日2回／朝夕に服用）
15歳以上：1錠
15歳未満：服用しないこと

特長

- 第二世代抗ヒスタミン成分のフェキソフェナジン塩酸塩が、花粉やハウスダストによる鼻水、鼻づまり、くしゃみなどのつらいアレルギー症状に優れた効果を発揮。
- 脳に影響をおよぼしにくいため、眠くなりにくい。
- 1回1錠、1日2回の服用で効き目が1日続く。空腹時にも服用できる。

1日1回1錠で効く

新コンタック鼻炎Z

グラクソ・スミスクライン・コンシューマー・　第2類医薬品
ヘルスケア・ジャパン

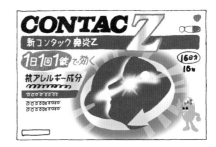

効果・効能

花粉、ハウスダスト（室内塵）などによる次のような鼻のアレルギー症状の緩和：くしゃみ、鼻みず、鼻づまり

有効成分

（1錠中）
セチリジン塩酸塩：10mg

用法・用量

1回量（1日1回／就寝前に水またはお湯と一緒に服用）
15歳以上：1錠
15歳未満：服用しないこと

特長

- 抗アレルギー成分セチリジン塩酸塩を配合。
- 寝る前に1錠の服用で優れた効果を発揮する。
- セチリジン塩酸塩は非鎮静性の成分のため、眠くなりにくい。

眠気や集中力低下が起こりにくい

クラリチンEX

大正製薬　　　　　　　　　　　　第2類医薬品

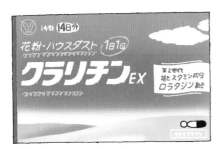

効果・効能

花粉、ハウスダスト（室内塵）などによる次のような鼻のアレルギー症状の緩和：鼻水、鼻づまり、くしゃみ

有効成分

（1錠中）
ロラタジン：10mg

用法・用量

1回量（1日1回／食後［毎回同じ時間帯］に服用）
15歳以上：1錠
15歳未満：服用しないこと

特長

- 脳内への移行性が低い非鎮静性の成分ロラタジンを配合で、眠気や集中力低下が起こりにくい。
- 1日1回1錠の服用で効くため、飲み忘れしにくい。
- 直径6.5mmと小粒で服用しやすい錠剤。

商品をおすすめするポイント

アレグラFX

第二世代抗ヒスタミン成分のフェキソフェナジン塩酸塩が、鼻水、鼻づまり、くしゃみなどの症状に優れた効果を発揮します。脳に影響をおよぼしにくいため、眠気が起こりにくく、口が乾きにくいのが最大の特長です。集中力の低下も起こしにくいため、日中お仕事などをされている方にもおすすめしやすい商品です。1日2回、15歳から服用できます。

新コンタック鼻炎Z

セチリジン塩酸塩を10mg（1日量）配合した商品です。1日1回服用タイプなので日中は忙しくて薬が飲めない方にもおすすめ。7mmほどの小さい錠剤のため飲みやすいのも特徴のひとつです。花粉飛散時期に入り症状が出始めたら、症状の軽いうちから早めに服用していただくのが効果的です。15歳から服用できます。

クラリチンEX

ロラタジンを10mg（1日量）配合。ロラタジンは第2世代抗ヒスタミン成分の中でも眠気や集中力の低下などの副作用を起こしにくいため、日中働いている方にもおすすめしやすい商品です。服用後の運転操作は禁止されていませんが、念のため注意するようにお伝えしておくとよいでしょう。1日1回服用タイプで、15歳から服用できます。

症状別 OTC薬の選び方

137

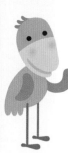

アレルギー性鼻炎専用（点鼻薬）

クロモグリク酸ナトリウムがアレルギー症状を緩和

エージーノーズアレルカットM

第一三共ヘルスケア　　　第2類医薬品

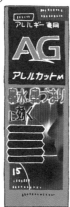

効果・効能

花粉、ハウスダスト（室内塵）などによる次のような鼻のアレルギー症状の緩和：鼻水（鼻汁過多）、鼻づまり、くしゃみ、頭重（頭が重い）

有効成分

（100mL中）
クロモグリク酸ナトリウム：1g、クロルフェニラミンマレイン酸塩：0.25g、ナファゾリン塩酸塩：0.025g、グリチルリチン酸二カリウム：0.3g

用法・用量

1回量（1日3〜5回／両鼻腔内に噴霧する。3時間以上の間隔をおく）
15歳以上：1度
7〜14歳：1度
7歳未満：使用しないこと

特長

- 抗アレルギー剤のクロモグリク酸ナトリウムがアレルギー誘発物質の放出を抑え、つらいアレルギー症状を緩和する。
- クロルフェニラミンマレイン酸塩がアレルギー症状を起こすヒスタミンの受容体結合をブロックし、くしゃみや鼻水を抑える。
- ナファゾリン塩酸塩が鼻粘膜の腫れや充血を抑え、速やかに鼻づまりを改善。

花粉によるアレルギーのつらい症状をもとから改善

パブロン鼻炎アタックJL
〈季節性アレルギー専用〉

大正製薬　　　第②類医薬品

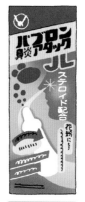

効果・効能

花粉による季節性アレルギーの次のような症状の緩和：鼻づまり、鼻水（鼻汁過多）、くしゃみ

有効成分

（100g中）
ベクロメタゾンプロピオン酸エステル：0.1g

用法・用量

1回量（1日2回／朝夕に左右の鼻腔内に噴霧する。1日最大4回まで使用できるが、使用間隔は3時間以上おく。1年間に3ヵ月を超えて使用しないこと）
18歳以上：1度ずつ
18歳未満：使用しないこと

特長

- ステロイド（ベクロメタゾンプロピオン酸エステル）の優れた抗炎症作用と抗アレルギー作用により、花粉による季節性アレルギーのつらい症状をもとから改善する。
- ベクロメタゾンプロピオン酸エステルは患部でよく効き、体内に吸収されると作用の少ない物質に分解される全身性作用が少ないアンテドラッグ型ステロイド。
- 噴霧すると薬液が患部でジェル化し、液だれしにくい点鼻薬。

医療用と同量の有効成分でしっかり抑える

ナザールαAR0.1%
〈季節性アレルギー専用〉

佐藤製薬 　　　　　　　　　　　　　　第②類医薬品

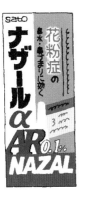

効果・効能

花粉による季節性アレルギーの次のような症状の緩和：鼻づまり、鼻水（鼻汁過多）、くしゃみ

有効成分

（100g中）
ベクロメタゾンプロピオン酸エステル：0.1g

用法・用量

1回量（1日2回／朝夕に両鼻腔内に噴霧する。1日最大4回［8噴霧］まで使用できるが、3時間以上の間隔をおく）
18歳以上：左右の鼻腔内にそれぞれ1噴霧ずつ
18歳未満：使用しないこと

特長

• 医療用と同量（1噴霧中）のベクロメタゾンプロピオン酸エステルを配合し、鼻腔内のうっ血や炎症を抑え、鼻の通りをよくする。
• 眠くなりやすい成分（抗ヒスタミン成分）を含まない。
• 花粉の飛散ピークにあわせて、1年間に3ヵ月まで使用できる。

商品をおすすめするポイント

エージーノーズアレルカットM

抗アレルギー成分のクロモグリク酸ナトリウムがアレルギー誘発物質の放出を抑え、つらいアレルギー症状を緩和します。さらに、抗炎症成分のグリチルリチン酸二カリウムがアレルギーによる鼻の炎症を鎮めます。液だれしにくいモイストタイプの点鼻薬です。アルコールを含んでおり、患部にしみることがあるので注意が必要です。7歳から使用できます。

パブロン鼻炎アタックJL
〈季節性アレルギー専用〉

ステロイド成分のベクロメタゾンプロピオン酸エステルを配合し、抗炎症作用と抗アレルギー作用のダブルの効果で鼻水、鼻づまり、くしゃみなどの症状を緩和します。患部で効果を発揮したのち、体内で作用の弱い物質に分解されるため、ステロイドの副作用が怖いという方にもおすすめしやすい商品です。噴霧するとジェル化するため、液だれしにくいのもポイントです。18歳から使用できます。

ナザールαAR0.1%
〈季節性アレルギー専用〉

医療用と同容量（1噴霧中）の有効成分ベクロメタゾンプロピオン酸エステルが季節性のアレルギーによる鼻水、鼻づまり、くしゃみなどのつらい症状を緩和します。眠くなりやすい成分は入っていません。18歳から使用できます。

目のトラブルには、疲れ目やかすみ目、ドライアイ、コンタクトレンズ装着時の違和感などがあります。 結膜炎やものもらいなどの場合もあるので、 症状をくわしく聞きましょう。 使用感の好み（清涼感がある、マイルドなさし心地など）も確認することがポイントです。

目に関するよくある訴え

結膜炎・ものもらい

結膜炎はアレルギーや細菌感染、ものもらいは細菌感染による炎症で、充血、かゆみ、目やになどの症状がある。抗菌成分が有効。
→ 商品比較 P.144

目の疲れ・目のかすみ

パソコン作業などで目を酷使すると、目のピント調節機能である毛様体筋が疲労する。調節機能改善成分、収れん成分が有効。
→ 商品比較 P.146

目のかゆみ

花粉などの刺激を受けるとヒスタミンが放出されてかゆみを引き起こす。 結膜炎でかゆみが出ることもある。抗アレルギー成分、抗ヒスタミン成分が有効。
→ 商品比較 P.150

目の充血

プールの塩素、コンタクトレンズなどの刺激によって目に炎症が起きたり疲れが出たりして、 結膜の血管が拡張すると充血する。アドレナリン作動成分が有効。
→ 商品比較 P.148

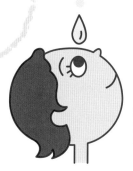

目の乾き

パソコン作業でまばたきの回数が減ったり、空気の乾燥の影響などで、涙の分泌が減少したりした状態（ドライアイ）。角膜保護成分、無機塩類成分が有効。
→ 商品比較 P.152

コンタクトレンズのゴロゴロ感

コンタクトレンズ装着時にゴロゴロする、ちくちく痛むなどの違和感を覚えたり、 長時間の装着で疲れを感じたりすることがある。無機塩類成分が有効。
→ 商品比較 P.154

点眼薬 のおもな成分

調節機能改善成分	**代表的な成分** ネオスチグミンメチル硫酸塩など
	POINT ・ネオスチグミンメチル硫酸塩は、**水晶体のまわりを囲んでいる毛様体筋に作用して目のピント調節機能に関与する**アセチルコリンの働きを助ける。
アドレナリン作動成分	**代表的な成分** ナファゾリン塩酸塩、ナファゾリン硝酸塩、テトラヒドロゾリン塩酸塩など
	POINT ・結膜の血管を収縮させて、**目の充血を除去する**ことを目的として配合される成分。
抗炎症成分	**代表的な成分** グリチルリチン酸二カリウム、ベルベリン硫酸塩、プラノプロフェンなど
	POINT ・目の炎症を抑える目的で配合される成分。
組織修復成分	**代表的な成分** アズレンスルホン酸ナトリウム、アラントインなど
	POINT ・炎症を生じた眼粘膜の組織修復を促す作用を期待して配合される成分。
収れん成分	**代表的な成分** 硫酸亜鉛水和物など
	POINT ・眼粘膜のたんぱく質と結合して皮膜を形成し、外部の刺激から保護する成分。
角膜保護成分	**代表的な成分** コンドロイチン硫酸ナトリウム、精製ヒアルロン酸ナトリウム、ヒドロキシプロピルメチルセルロースなど
	POINT ・結膜や角膜の乾燥を防ぐことを目的として配合される成分。
抗ヒスタミン成分	**代表的な成分** ジフェンヒドラミン塩酸塩、クロルフェニラミンマレイン酸塩、ケトチフェンフマル酸塩など
	POINT ・ヒスタミンの働きを抑え、**目のかゆみをやわらげる**ことを目的として配合される成分。
抗アレルギー成分	**代表的な成分** クロモグリク酸ナトリウムなど
	POINT ・目のアレルギー症状の緩和を目的として配合される成分。
抗菌成分	**代表的な成分** スルファメトキサゾール、スルファメトキサゾールナトリウムなど
	POINT ・結膜炎やものもらいなどの化膿性の症状の改善を目的として配合される成分。
無機塩類成分	**代表的な成分** 塩化カリウム、塩化カルシウム、塩化ナトリウム、硫酸マグネシウムなど
	POINT ・涙液の不足による**目の乾きや目の疲れを緩和する**目的で配合される成分。
ビタミン成分	**代表的な成分** ビタミンA（パルミチン酸レチノール、酢酸レチノールなど）、ビタミンB_2（フラビンアデニンジヌクレオチドナトリウムなど）、パンテノール、パントテン酸カルシウム、ビタミンB_6（ピリドキシン塩酸塩など）、ビタミンB_{12}（シアノコバラミンなど）、ビタミンE（トコフェロール酢酸エステルなど）など
	POINT ・目のさまざまな機能を調整する**ビタミン類の不足を補う**目的で配合される成分。

目のトラブル を訴えるお客様に ☑ 確認・伝達しておくべきこと

☐ 受診勧奨の目安となる症状

- 休んでも目や身体の疲れがとれない
- 激しい目の痛みを伴う
- 物が当たるなどの衝撃を受けた
- 二重に見える、視野が狭くなった、視力の低下がある
- 点眼薬を5〜6日ほど使用しても症状が回復しない
  （結膜炎やものもらいなどの場合は2〜3日）
- 糖尿病の既往歴、緑内障、白内障の可能性がある方
- 発熱、のどの痛みなど、ほかにも症状がある
- （ものもらい）化膿がひどく、痛みが強い

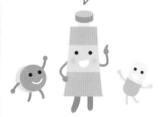

単に疲れ目などではなく
違和感を覚えている
お客様には受診を
すすめましょう

☐ 使用者の確認

確認 ①

本人	本人以外

確認 ②

高齢者	妊婦	授乳婦	小児

高齢者
確 薬を使用しても症状が改善しない場合

↓

受診勧奨

確 持病・既往歴

妊婦

受診勧奨

禁 プラノプロフェン
※妊婦への安全性が確立されていないため使用しない

注 すべての点眼薬において、かかりつけ医に相談したうえでの使用が望ましい

授乳婦
禁 プラノプロフェン
※授乳婦への安全性が確立されていないため使用しない

小児
禁 プラノプロフェン
禁 ケトチフェンフマル酸塩（1歳未満）
注 すべての点眼薬において、保護者の指導監督のもとでの使用が望ましい

確＝確認すること　禁＝使用してはいけないもの　注＝注意すべきこと

☐ 持病・既往歴のある方へのおもな確認事項

- 抗コリン成分、抗ヒスタミン成分の配合された薬を服用中の方は、眼圧の上昇や散瞳によるまぶしさなどの副作用から目のトラブルを訴えている可能性もあるため、聞き取りに注意する。

☐ 注意すべきおもな飲み合わせ

抗ヒスタミン成分、抗アレルギー成分	×	抗ヒスタミン成分含有点鼻薬	→

眠気が現れるおそれ
➡併用時には乗物や機械類の運転操作をしないこと。

☐ 成分ごとのおもな副作用

● アドレナリン作動成分	散瞳、血圧上昇、長期連用により、かえって目の充血がひどくなるおそれ
	● 連続使用は5～6日に留める。
● 抗ヒスタミン成分	眠気、排尿障害など
	● 緑内障の方は使用をさける。
● クロモグリク酸ナトリウム	アナフィラキシーショック、眠気など

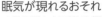

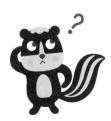

プラスワン

■VDT症候群をご存知ですか?

VDT症候群 (Visual Display Terminal Syndrome) とは、スマートフォンやパソコンなどの画面を長時間見続けることで起こる、さまざまな心身の不調の総称です。目のトラブルも多く、目の疲れや痛みのほか、涙の分泌量が減少するため、ドライアイにもつながります。点眼薬の使用とともに、1時間VDT作業を行うごとに10分は目を休めたり、遠くと近くを交互に見る目の運動をしたりなど、お客様にアドバイスするとよいでしょう。ブルーライトカットの液晶保護フィルムやメガネも有効です。

結膜炎・ものもらい

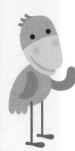

細菌性の炎症に、持続性抗菌剤配合のソフトな目薬

サンテ抗菌新目薬

参天製薬　　　　　　　　　　　　　第2類医薬品

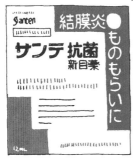

効果・効能

結膜炎（はやり目）、ものもらい、眼瞼炎（まぶたのただれ）、目のかゆみ

有効成分

スルファメトキサゾール（抗菌成分）：4.0％、クロルフェニラミンマレイン酸塩：0.03％、グリチルリチン酸二カリウム：0.25％、タウリン：0.5％

用法・用量

1回1～2滴、1日3～5回点眼する

特長

- 抗菌剤である持続性サルファ剤（スルファメトキサゾール）を配合。
- 粘稠化剤（ヒプロメロース）を配合して目のなかの滞留時間を長くし、スルファメトキサゾールの抗菌力を高めた。
- 目のかゆみ、炎症、組織代謝に有効な3つの成分を配合。

ものもらい・結膜炎の原因菌の繁殖を抑える

抗菌アイリス使いきり

大正製薬　　　　　　　　　　　　　第2類医薬品

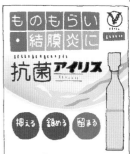

効果・効能

ものもらい、結膜炎（はやり目）、眼瞼炎（まぶたのただれ）、目のかゆみ

有効成分

スルファメトキサゾール：4.0％、グリチルリチン酸二カリウム：0.25％、イプシロン-アミノカプロン酸：1.0％、ピリドキシン塩酸塩（ビタミンB6）：0.1％

用法・用量

1回2～3滴、1日3～6回点眼する

特長

- 1回使い切りタイプ。
- 4種の有効成分の働きにより、ものもらい・結膜炎の原因菌の繁殖を抑える。
- かゆみなどの炎症を鎮め、炎症で傷ついた目の状態を改善する。
- 独自技術を用いた製剤設計により、抗菌成分スルファメトキサゾールが目の表面に長く留まる。

有効成分を目の表面に長く留める滞留性設計

ロート抗菌目薬 i

ロート製薬 　　　　　　　　　　　　　　　　第2類医薬品

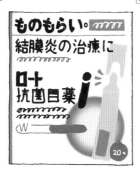

効果・効能

ものもらい、結膜炎 (はやり目) 、目のかゆみ、眼瞼炎 (まぶたのただれ)

有効成分

スルファメトキサゾールナトリウム：4.00%、グリチルリチン酸ニカリウム：0.15%、イプシロン-アミノカプロン酸：1.00%

用法・用量

1回2～3滴、1日5～6回点眼する

特長

- 1回使い切りタイプ。
- 強い抗菌力をもつ抗菌成分サルファ剤を配合。
- サルファ剤を目の表面に長く留めるヒプロメロースとアルギン酸の2つの粘稠剤を配合。

商品をおすすめする
ポイント

サンテ抗菌新目薬

サルファ剤であるスルファメトキサゾールが抗菌作用を示し、抗ヒスタミン成分のクロルフェニラミンマレイン酸塩が目のかゆみを抑えます。粘稠化剤により目のなかの滞留時間を長くした、持続性のある抗菌目薬です。清涼感はほとんどなく、やさしいさし心地で、小さなお子様にもおすすめできます。

抗菌アイリス使いきり

スルファメトキサゾールが結膜炎・ものもらいの原因菌の繁殖を抑え、2種類の抗炎症成分が腫れなどの炎症を鎮めます。さらにビタミンB6が目に栄養を与え、炎症で傷ついた目の状態を改善します。粘稠化剤を配合しており、抗菌成分が目の表面に長く留まります。防腐剤が配合されていないため、防腐剤に抵抗がある方にもおすすめできます。1回使い切りタイプの点眼剤で持ち歩きにも便利です。

ロート抗菌目薬 i

抗菌作用を示すサルファ剤を目の表面に長く留める、ヒプロメロースとアルギン酸の2つの粘稠剤を配合しています。さらに2種類の抗炎症成分を配合しているため、痛みや赤みなどがひどい場合におすすめできます。しみないさし心地のため小さいお子様にも安心。防腐剤が配合されていない、1回使い切りタイプです。

サンテメディカル12

参天製薬　　　　　　　　　　　　　　第2類医薬品

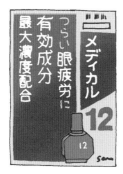

効果・効能

目の疲れ、結膜充血、目のかすみ（目やにの多いときなど）、目のかゆみ、眼病予防（水泳のあと、ほこりや汗が目に入ったときなど）、眼瞼炎（まぶたのただれ）、紫外線その他の光線による眼炎（雪目など）、ハードコンタクトレンズを装着しているときの不快感

有効成分

ビタミンB$_{12}$（シアノコバラミン）：0.02%、ネオスチグミンメチル硫酸塩：0.005%、コンドロイチン硫酸エステルナトリウム：0.5%、ビタミンB$_6$（ピリドキシン塩酸塩）：0.05%、パンテノール：0.05%、L-アスパラギン酸カリウム：0.5%、タウリン：0.5%、クロルフェニラミンマレイン酸塩：0.03%、イプシロン-アミノカプロン酸：1.0%、グリチルリチン酸二カリウム：0.1%、硫酸亜鉛水和物：0.05%、塩酸テトラヒドロゾリン：0.03%

用法・用量

1回1〜3滴、1日5〜6回点眼する

特長

- ビタミンB$_{12}$、ネオスチグミンメチル硫酸塩など4つの成分を承認基準の最大濃度配合。
- ピント調節筋と副交感神経に働いて衰えたピント調節機能を高める。
- 栄養を補給して組織代謝機能を促進する。

ロートアイストレッチコンタクト

ロート製薬　　　　　　　　　　　　　第3類医薬品

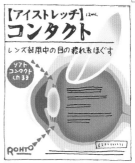

効果・効能

目の疲れ、ソフトコンタクトレンズまたはハードコンタクトレンズを装着しているときの不快感、目のかすみ（目やにの多いときなど）、目のかゆみ、眼病予防（水泳のあと、ほこりや汗が目に入ったときなど）、紫外線その他の光線による眼炎（雪目など）

有効成分

ネオスチグミンメチル硫酸塩：0.005%、コンドロイチン硫酸エステルナトリウム：0.5%、クロルフェニラミンマレイン酸塩：0.01%、ピリドキシン塩酸塩：0.01%

用法・用量

1回1〜2滴、1日5〜6回点眼する

特長

- こり固まったピント調節筋の疲れをほぐすネオスチグミンメチル硫酸塩を配合。
- 潤いを保ち、角膜を守るコンドロイチン硫酸エステルナトリウムを配合。
- ソフトコンタクトレンズの場合は装着したまま使える。

● 症状別OTC薬の選び方

8種の有効成分が目の疲れ・かすみに効く

スマイル40EXゴールドクール

ライオン　　　　　　　　　　　　第2類医薬品

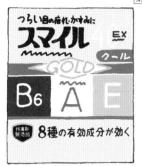

効果・効能

目の疲れ、目のかすみ (目やにの多いときなど)、目のかゆみ、結膜充血、眼瞼炎 (まぶたのただれ)、眼病予防 (水泳のあと、ほこりや汗が目に入ったときなど)、紫外線その他の光線による眼炎 (雪目など)、ハードコンタクトレンズを装着しているときの不快感

有効成分

(100mL中)
レチノールパルミチン酸エステル (ビタミンA)：33,000単位、酢酸d-α-トコフェロール (天然型ビタミンE)：0.05g、ピリドキシン塩酸塩 (ビタミンB6)：0.03g、L-アスパラギン酸カリウム (栄養成分)：1.0g、タウリン (栄養成分)：0.1g、クロルフェニラミンマレイン酸塩：0.03g、塩酸テトラヒドロゾリン：0.01g、ネオスチグミンメチル硫酸塩：0.005g

用法・用量

1回1～3滴、1日3～6回点眼する

特長

- 3種類のビタミン (ビタミンA、E、B6) がつらい目の疲れ、目のかすみを改善。
- タウリン、L-アスパラギン酸カリウムが疲れた目に直接働き、目の細胞の代謝を高める。
- 目のピント調節機能を高めるネオスチグミンメチル硫酸塩を承認基準の最大量配合[※]。

※一般用眼科用薬製造販売承認基準の最大量配合

- 防腐剤無添加。

商品をおすすめするポイント

サンテメディカル12

OTC薬の目薬として最多の12種類の有効成分を配合しています。ネオスチグミンメチル硫酸塩がピント調節機能を改善し、目の疲れを緩和するとともに、コンドロイチン硫酸エステルナトリウムが目に潤いを与えます。パソコンやスマートフォンなどを長時間使用し、目の奥がずっしり重く感じるようなつらい目の疲労におすすめできます。

ロートアイストレッチコンタクト

ソフトコンタクトレンズを装着したまま点眼できる目薬です。ネオスチグミンメチル硫酸塩が固まったピント調節筋の疲れをほぐし、正常に近づけ、目の疲れを緩和します。さらに、栄養を補給して細胞の新陳代謝を高めるビタミンB6が疲れた目の回復をサポートします。防腐剤が配合されていないため、防腐剤に抵抗がある方にもおすすめできます。

スマイル40EXゴールドクール

角膜細胞の働きを助けるビタミンA、ビタミンE、ビタミンB6をはじめ、8種の有効成分が目の疲れを緩和します。防腐剤は配合されていないため、防腐剤に抵抗がある方にもおすすめできます。刺激がすくないマイルドタイプもあるので、お客様の好みでお選びいただきましょう。

充血除去成分で白く澄んだ瞳に

スマイルホワイティエn

ライオン 　第2類医薬品

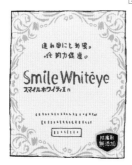

効果・効能

結膜充血、目の疲れ、眼病予防（水泳のあと、ほこりや汗が目に入ったときなど）、紫外線その他の光線による眼炎（雪目など）、眼瞼炎（まぶたのただれ）、目のかゆみ、目のかすみ（目やにの多いときなど）、ハードコンタクトレンズを装着しているときの不快感

有効成分

（100mL中）
塩酸テトラヒドロゾリン：0.05g、グリチルリチン酸二カリウム：0.25g、クロルフェニラミンマレイン酸塩：0.03g、ピリドキシン塩酸塩（ビタミンB_6）：0.1g、タウリン：1g

用法・用量

1回1〜3滴、1日3〜6回点眼する

特長

• 充血除去成分とその働きをサポートする成分を配合。素早く充血を除去し、澄んだ白目に導く。
• 栄養を補給し、新陳代謝を促進。疲れた目を癒やす。
• すべての有効成分を承認基準の最大量配合※。
※一般用眼科用薬製造販売承認基準の最大量配合
• 防腐剤無添加。

スキっとした清涼感が持続する爽快系目薬

サンテFXネオ

参天製薬 　第2類医薬品

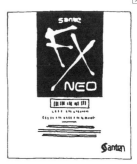

効果・効能

目の疲れ、結膜充血、目のかゆみ、眼病予防（水泳のあと、ほこりや汗が目に入ったときなど）、紫外線その他の光線による眼炎（雪目など）、目のかすみ（目やにの多いときなど）、眼瞼炎（まぶたのただれ）、ハードコンタクトレンズを装着しているときの不快感

有効成分

ネオスチグミンメチル硫酸塩：0.005%、タウリン：1.0%、L-アスパラギン酸カリウム：1.0%、塩酸テトラヒドロゾリン：0.05%、クロルフェニラミンマレイン酸塩：0.03%、イプシロン-アミノカプロン酸：1.0%

用法・用量

1回2〜3滴、1日5〜6回点眼する

特長

• 疲れた目の組織代謝を促進し、目の疲れ、充血などに効果を発揮。
• 強い清涼感のあるさし心地で目の表面から爽快感が広がる。
• 目をリフレッシュさせたいというニーズに応える目薬。

> 充血の原因となるUVダメージやかゆみもケア

ロートリセb

ロート製薬 　　　　　　　　　　　　　　　　第2類医薬品

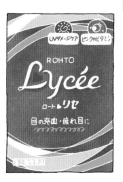

・・・・・・ **効果・効能** ・・・・・・

結膜充血、目のかゆみ、目の疲れ、眼病予防（水泳のあと、ほこりや汗が目に入ったときなど）、ハードコンタクトレンズを装着しているときの不快感、紫外線その他の光線による眼炎（雪目など）、眼瞼炎（まぶたのただれ）、目のかすみ（目やにの多いときなど）

・・・・・・ **有効成分** ・・・・・・

塩酸テトラヒドロゾリン：0.05％、硫酸亜鉛水和物：0.1％、ビタミンB_{12}：0.006％、クロルフェニラミンマレイン酸塩：0.01％、コンドロイチン硫酸エステルナトリウム：0.5％、L-アスパラギン酸カリウム：1％

・・・・・・ **用法・用量** ・・・・・・

1回1〜3滴、1日5〜6回点眼する

・・・・・・ **特長** ・・・・・・

- 塩酸テトラヒドロゾリンを承認基準の最大濃度配合、充血を除去してキレイな瞳に改善。
- 目の充血の原因となるUVダメージやかゆみなどにも、複合的にアプローチ。
- 栄養成分であるとともに、ピント調節機能を改善する作用を併せもつビタミンB_{12}を配合。
- すっきりさわやかなさし心地で、ローズの香り。

商品をおすすめするポイント

スマイルホワイティエn

塩酸テトラヒドロゾリンが充血を緩和します。さらにピリドキシン塩酸塩（ビタミンB_6）とタウリンが目に栄養を補給し、新陳代謝を促進します。目のかゆみを緩和する成分クロルフェニラミンマレイン酸塩も含まれているため、充血をはじめとして、疲れやかゆみなどにお困りの方にもおすすめできます。

サンテFXネオ

血管収縮成分の塩酸テトラヒドロゾリンが充血を抑え、タウリンやL-アスパラギン酸カリウムが目の新陳代謝を活発にします。また、ピント調節機能改善作用のあるネオスチグミンメチル硫酸塩が目の疲れを改善します。強い清涼感があり、すっきりとしたさし心地の目薬です。

ロートリセb

塩酸テトラヒドロゾリンが承認基準の最大濃度配合されているため、とにかく充血を抑えたいという方におすすめです。さらに、収れん成分の硫酸亜鉛水和物が配合されているため、紫外線による眼炎にも効果を発揮します。少し清涼感のあるさし心地です。ローズの香りがし、ピンクのかわいいボトルで女性人気の高い商品です。

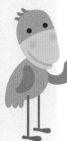

目のかゆみ

抗ヒスタミン成分を最大濃度配合

マイティアアルピタットEXα

千寿製薬　　　　　　　　　　　　　　　第2類医薬品

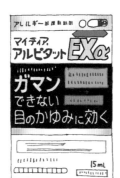

効果・効能

花粉、ハウスダスト（室内塵）などによる次のような目のアレルギー症状の緩和：目の充血、目のかゆみ、目のかすみ（目やにの多いときなど）、なみだ目、異物感（コロコロする感じ）

有効成分

（1mL中）
クロモグリク酸ナトリウム：10mg、クロルフェニラミンマレイン酸塩：0.3mg、プラノプロフェン：0.5mg、コンドロイチン硫酸エステルナトリウム：5mg

用法・用量

1回1〜2滴、1日4回点眼する
7歳未満は使用しない

特長

• 目のかゆみに効く抗ヒスタミン成分を承認基準の最大濃度配合。
• 炎症を伴う花粉などによる目のアレルギー症状（かゆみ・異物感・充血など）に効果を発揮。
• クール感（清涼感）のある無色〜微黄色澄明の目薬。

花粉・ハウスダストなどによる目のかゆみを鎮める

ロートアルガード

ロート製薬　　　　　　　　　　　　　　第2類医薬品

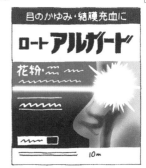

効果・効能

目のかゆみ、結膜充血、眼瞼炎（まぶたのただれ）、目のかすみ（目やにの多いときなど）、眼病予防（水泳のあと、ほこりや汗が目に入ったときなど）、紫外線その他の光線による眼炎（雪目など）、目の疲れ、ハードコンタクトレンズを装着しているときの不快感

有効成分

グリチルリチン酸二カリウム：0.25%、クロルフェニラミンマレイン酸塩：0.03%、塩酸テトラヒドロゾリン：0.01%、ビタミンB_6：0.1%

用法・用量

1回1〜2滴、1日3〜6回点眼する

特長

• 目のかゆみ、結膜充血に効く目薬。
• 花粉、ハウスダストなどによる目のかゆみを鎮める。
• ハードコンタクトレンズ（酸素透過性を含む）装着中にも使用できる。

かゆみを抑え、傷ついた組織を修復

サンテ ALn

参天製薬 　　　　　　　　　　　　　第2類医薬品

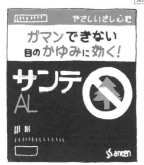

効果・効能

目のかゆみ、結膜充血、眼瞼炎（まぶたのただれ）、眼病予防（水泳のあと、ほこりや汗が目に入ったときなど）、紫外線その他の光線による眼炎（雪目など）、目の疲れ、目のかすみ（目やにの多いときなど）、ハードコンタクトレンズを装着しているときの不快感

有効成分

クロルフェニラミンマレイン酸塩（抗ヒスタミン剤）：0.03%、グリチルリチン酸二カリウム：0.25%、イプシロン-アミノカプロン酸：1.0%、塩酸テトラヒドロゾリン：0.03%、タウリン：1.0%、パンテノール：0.1%

用法・用量

1回1〜3滴、1日5〜6回点眼する

特長

- 抗ヒスタミン剤などがかゆみ・充血を効果的に抑える。
- 炎症で傷ついた組織の修復を促す成分を配合。
- 目にしみない、やさしいさし心地。

商品をおすすめするポイント

マイティアアルピタットEXα

花粉・ハウスダストなどによる目のアレルギー専用目薬です。とくに、目のかゆみに効く抗ヒスタミン成分を最大濃度配合しています。さらに、抗炎症成分や角膜保護成分も配合しているため、かゆみだけでなく、異物感や充血などの症状も併せもつ方におすすめです。7歳から使用できます。

ロートアルガード

クロルフェニラミンマレイン酸塩がかゆみをしっかり抑え、グリチルリチン酸二カリウムが炎症を緩和します。血管収縮成分の塩酸テトラヒドロゾリンが配合されているので、目のかゆみはもちろん、充血にも効果的です。防腐剤が配合されていないため、防腐剤に抵抗がある方にもおすすめできます。清涼感があり、すっきりとしたさし心地の目薬です。

サンテ ALn

抗ヒスタミン成分、抗炎症成分、血管収縮成分などをはじめとした、6つの有効成分が配合された目薬です。クロルフェニラミンマレイン酸塩がかゆみを抑え、タウリンやパンテノールが炎症で傷ついた目の組織の修復を促します。清涼感はほとんどなく、目にしみにくい、やさしいさし心地の目薬です。

第1章

● 症状別 OTC薬の選び方　第2章

第3章

成分早見表

ビタミンAが角膜を修復し、涙を留める

スマイルザメディカルA DX

ライオン　第3類医薬品

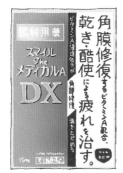

効果・効能

目の疲れ、目のかすみ（目やにの多いときなど）、眼病予防（水泳のあと、ほこりや汗が目に入ったときなど）、ハードコンタクトレンズを装着しているときの不快感

有効成分

（100mL中）
レチノールパルミチン酸エステル（ビタミンA）：50,000単位、酢酸d-α-トコフェロール（天然型ビタミンE）：0.05g

用法・用量

1回1～3滴、1日3～6回点眼する

特長

- 傷ついた角膜細胞※に働く「ビタミンA浸透処方」で、つらい乾きなどによる疲れを改善。
- 防腐剤無添加。
- しみないソフトなさし心地。
※過度なこすれを受けた角膜細胞

乾いた瞳に潤いを密封

ロートCキューブプレミアムモイスチャー

ロート製薬　第3類医薬品

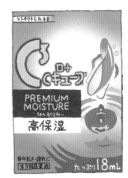

効果・効能

目の疲れ、涙液の補助（目の乾き）、ソフトコンタクトレンズまたはハードコンタクトレンズを装着しているときの不快感、目のかすみ（目やにの多いときなど）

有効成分

コンドロイチン硫酸エステルナトリウム（角膜保護成分）：0.5%、塩化カリウム：0.15%、塩化ナトリウム：0.4%、ヒプロメロース：0.25%、ブドウ糖：0.09%

用法・用量

1回1～3滴、1日5～6回点眼する

特長

- 瞳に潤いを留めるヒプロメロース配合で目の乾きに効果的。
- 涙に含まれるミネラル成分を補給する。
- 涙を保持・角膜保護するコンドロイチン硫酸エステルナトリウムを配合。
- すべてのコンタクトレンズの装着中に使用可能。

コンタクトをしたままで、じんわり広がる潤い感

アイボントローリ目薬ドライアイ

小林製薬 〔第3類医薬品〕

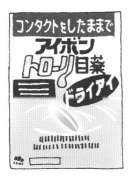

・・・・・・・・【 効果・効能 】・・・・・・・・

涙液の補助（目の乾き）、ハードコンタクトレンズまたはソフトコンタクトレンズを装着しているときの不快感、目の疲れ、目のかすみ（目やにの多いときなど）

・・・・・・・・【 有効成分 】・・・・・・・・

（100mL中）
コンドロイチン硫酸エステルナトリウム：500mg、塩化カリウム：50mg、塩化ナトリウム：300mg、ヒプロメロース：350mg

・・・・・・・・【 用法・用量 】・・・・・・・・

1回1～3滴、1日3～6回点眼する

・・・・・・・・【 特長 】・・・・・・・・

- とろみのある薬液が乾きがちな角膜表面にじんわり広がり、目の乾きを緩和する。
- コンドロイチン硫酸エステルナトリウムが、角膜をじっくり保護する。
- 涙に近い成分なので、コンタクトレンズをしたままで目の手入れができる。

商品をおすすめするポイント

スマイルザメディカルA DX

承認基準最大量（5万単位）配合されたビタミンAが角膜上皮細胞内に浸透し、傷ついた角膜を修復します。さらに天然型ビタミンEが血行を促進し、目に栄養を補給することで疲れもケアできる商品です。防腐剤が配合されていないため、防腐剤に抵抗がある方にもおすすめ。目にしみにくく、やさしいさし心地の目薬です。

ロートCキューブ プレミアムモイスチャー

涙の構造に着目した、高保湿タイプの目薬です。ヒプロメロースが目に潤いを留め、塩化カリウムと塩化ナトリウムが涙に含まれるミネラル成分を補給します。また、涙を保持するコンドロイチン硫酸エステルナトリウムも配合。すべてのコンタクトレンズを装着したまま点眼でき、清涼感のほとんどない、目にしみにくい、やさしいさし心地の目薬です。

アイボントローリ目薬ドライアイ

角膜保護成分コンドロイチン硫酸エステルナトリウム配合のとろみのある薬液が、乾きがちな角膜表面にじんわり広がり、目の乾きを緩和し、潤します。パソコンやスマートフォンなどを長時間使用し、目が乾燥する方にとくにおすすめです。コンタクトレンズを装着したまま点眼でき、清涼感のほとんどない、目にしみにくい目薬です。

やさしいさし心地で目の乾き、疲れを改善

New マイティア CL-s

千寿製薬　　　　　　　　　　　　第3類医薬品

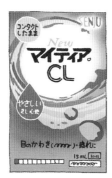

効果・効能

ソフトコンタクトレンズまたはハードコンタクトレンズを装着しているときの不快感、涙液の補助（目の乾き）、目の疲れ、目のかすみ（目やにの多いときなど）

有効成分

（1mL中）
塩化ナトリウム：5.5mg、塩化カリウム：1.5mg、ブドウ糖：0.05mg、タウリン：1mg

用法・用量

1回2〜3滴、1日5〜6回点眼する

特長

- すべてのコンタクトレンズを装着したままで使用できる。
- コンタクトレンズを装着しているときの不快感、目の乾きに効果を現す。
- 角膜の修復などを助ける働きのある栄養成分タウリンを配合。
- エネルギー源となるブドウ糖は目の新陳代謝を促進し、疲れた目に効果を現す。

コンタクトレンズの装着をスムーズに

ロートリセコンタクトw

ロート製薬　　　　　　　　　　　第3類医薬品

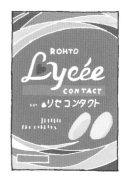

効果・効能

点眼の場合：目の疲れ、涙液の補助（目の乾き）、ソフトコンタクトレンズまたはハードコンタクトレンズを装着しているときの不快感、目のかすみ（目やにの多いときなど）
コンタクトレンズ装着の場合：ソフトコンタクトレンズまたはハードコンタクトレンズの装着を容易にする

有効成分

塩化カリウム：0.08％、塩化ナトリウム：0.44％、ブドウ糖：0.02％、炭酸水素ナトリウム：0.05％、ヒプロメロース：0.02％、コンドロイチン硫酸エステルナトリウム：0.5％

用法・用量

点眼の場合：1回1〜3滴、1日5〜6回点眼する
コンタクトレンズ装着の場合：コンタクトレンズの両面を1回1〜2滴でぬらしたあと、装着する

特長

- コンタクトレンズの装着液としても使える。
- 角膜保護成分のコンドロイチン硫酸エステルナトリウムを承認基準の最大濃度配合。
- 有効成分ヒプロメロースと栄養成分ブドウ糖を配合。

瞳のターンオーバーを促進し目の健康を保つ

サンテボーティエコンタクト

参天製薬　　　　　　　　　　　　　第3類医薬品

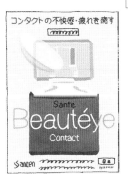

効果・効能

ソフトコンタクトレンズまたはハードコンタクトレンズを装着しているときの不快感、目の疲れ、眼病予防（水泳のあと、ほこりや汗が目に入ったときなど）、目のかすみ（目やにの多いときなど）

有効成分

ビタミンB_6（ピリドキシン塩酸塩）：0.1％、ビタミンB_{12}（シアノコバラミン）：0.02％、ネオスチグミンメチル硫酸塩：0.005％

用法・用量

1回1～3滴、1日5～6回点眼する

特長

・瞳のターンオーバー（代謝）を促進するビタミンB_6、目の中の筋肉の疲れを癒すビタミンB_{12}、こりかたまった目の筋肉をほぐすネオスチグミンメチル硫酸塩を承認基準の最大濃度配合。
・カラーコンタクトレンズを除くすべてのコンタクトレンズ装着中に使用可能。

商品をおすすめするポイント

New マイティア CL-s

乾いた目に潤いを与え、コンタクトレンズを装着しているときの不快感、目の乾きに効果を示すやさしいさし心地の目薬です。角膜の修復などを助けるタウリン、涙に含まれており目の新陳代謝を促すブドウ糖が配合されています。ほかにも少し清涼感のあるタイプ、強い清涼感のあるタイプの3種類があるので、お客様の好みでお選びいただきましょう。

ロートリセコンタクトw

目に潤いを与えるコンドロイチン硫酸エステルナトリウムが最大濃度配合された目薬です。さらにヒプロメロースが目の乾きを緩和させます。コンタクトレンズ装着中の不快感をケアするだけでなく、装着液としても使用可能です。カラーコンタクトレンズを含む、すべてのコンタクトレンズに使用できます。目にしみにくい、やさしいさし心地の目薬です。

サンテボーティエコンタクト

ビタミンB_6、ビタミンB_{12}のほか、目の筋肉をほぐすネオスチグミンメチル硫酸塩も配合しているため、コンタクトレンズ装着中の不快感だけでなく、目の疲れにも効果的です。防腐剤無添加のため、すべてのタイプのコンタクトレンズ（カラーコンタクトレンズは除く）を装着したまま使用できます。おしゃれなボトルデザインで女性に人気の高い商品です。

第1章　第2章　● 症状別OTC薬の選び方　第3章　成分早見表

乗物酔い

車やバス、船などに乗ったときに、自律神経や平衡感覚が乱れ、気分が悪くなるのが乗物酔い（鎮暈）です。予防のためか、今の症状を改善したいのかを聞き取るとともに、子どもが使用することも多いため、使用者もかならず確認しましょう。

乗物酔い に関するよくある訴え

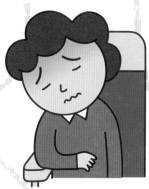

長時間効いてほしい

効果の持続時間が長い成分を選ぶことが大切。抗ヒスタミン成分、抗コリン成分が有効。

→ 商品比較 P.160

酔ったあとに抑えたい

乗物酔いを起こしたあとに素早く効く薬を求める人もいる。「酔ったあとでも効く」とうたっている商品を選ぶ。抗ヒスタミン成分、抗コリン成分、中枢神経興奮成分が有効。

→ 商品比較 P.162

子どもにも使える薬がほしい

6歳未満には適さない成分（アミノ安息香酸エチルなど）がないかなど、商品の適用年齢を確認する。また、チュアブル錠やドロップタイプなど、水なしでも飲めるものがおもな選択肢となる。

→ 商品比較 P.164

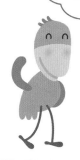

剤型もさまざまなので、お客様の好みをお聞きしましょう

鎮暈薬 のおもな成分

抗めまい成分	代表的な成分 ジフェニドール塩酸塩など
	POINT ・内耳にある前庭と脳を結ぶ神経の調節作用、内耳への血流を改善する作用を目的として配合される成分。 ・副作用として頭痛、排尿障害、眠気、散瞳による異常なまぶしさ、口渇、浮動感や不安定感が現れることがある。
抗ヒスタミン成分	代表的な成分 ジメンヒドリナート、メクリジン塩酸塩、プロメタジン塩酸塩、クロルフェニラミンマレイン酸塩、ジフェンヒドラミンサリチル酸塩など
	POINT ・延髄にある嘔吐中枢への刺激や内耳の前庭における自律神経反射を抑える作用を示す成分。 ・抗ヒスタミン成分は抗コリン作用を示すものが多く、抗コリン作用も乗物酔いによるめまい、吐き気などを防止・緩和する働きがある。 ・プロメタジン塩酸塩などのプロメタジンを含む成分は、国外において乳児に致命的な呼吸抑制を生じたとの報告があり、15歳未満の小児では使用をさける。
抗コリン成分	代表的な成分 スコポラミン臭化水素酸塩水和物など
	POINT ・中枢に作用して自律神経系の混乱を軽減させるとともに、末梢では消化管の緊張を低下させる作用がある成分。
鎮静成分	代表的な成分 ブロモバレリル尿素、アリルイソプロピルアセチル尿素など
	POINT ・乗物酔いの発現に影響する、不安や緊張などの心理的な要因をやわらげることを目的として配合される成分。
中枢神経興奮成分	代表的な成分 カフェイン（無水カフェイン、クエン酸カフェインなどを含む）、ジプロフィリン、テオフィリンなど
	POINT ・脳に軽い興奮を起こさせて、平衡感覚の混乱によるめまいを軽減させることを目的として配合される成分。
局所麻酔成分	代表的な成分 アミノ安息香酸エチルなど
	POINT ・胃粘膜への麻酔作用によって嘔吐刺激をやわらげ、乗物酔いに伴う吐き気を抑えることを目的として配合される成分。 ・メトヘモグロビン血症を起こすおそれがあるため、6歳未満の小児への使用はさける。

乗物酔い を訴えるお客様に ☑ 確認・伝達しておくべきこと

■ 受診勧奨の目安となる症状

- 緑内障、排尿障害の既往歴がある方
- 3歳未満の小児

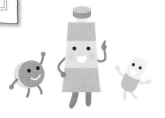

■ 使用者の確認

確認 1

本人	本人以外

確認 2

高齢者	妊婦 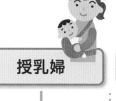	授乳婦	小児

高齢者 ↓

確 持病・既往歴

妊婦 ↓

受診勧奨

禁 すべての鎮暈薬において、妊婦への安全性が確立されていないため、受診をすすめる

授乳婦 ↓

禁 テオフィリン、ジフェンヒドラミンサリチル酸塩
※母乳中へ移行するので使用しない
※カフェインは母乳中に移行する成分だが、鎮暈薬に配合されている量は少なく、連用のおそれもあまりないことから服用は可能とされている

小児 ↓

注 商品ごとに使用可能な年齢が異なるため、確認してから販売すること
※3歳未満が使用できる商品は販売されていない

確=確認すること　禁=使用してはいけないもの　注=注意すべきこと

☐ 持病・既往歴のある方へのおもな確認事項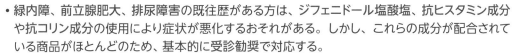

- 緑内障、前立腺肥大、排尿障害の既往歴がある方は、ジフェニドール塩酸塩、抗ヒスタミン成分や抗コリン成分の使用により症状が悪化するおそれがある。しかし、これらの成分が配合されている商品がほとんどのため、基本的に受診勧奨で対応する。
- てんかん、甲状腺機能障害の既往歴がある方は、症状によって使用できる薬が異なる場合があるため、かかりつけ医に相談したうえで使用するよう注意する。

☐ 注意すべきおもな飲み合わせ

| 抗ヒスタミン成分 | × | アルコール | → ⚠ 強い眠気が出るおそれ |

| 抗ヒスタミン成分 | × | かぜ薬、解熱鎮痛薬、鎮静薬、鎮咳去痰薬、鼻炎薬、アレルギー用薬 | → ⚠ 成分の重複により、強い眠気が出るおそれ |

☐ 成分ごとのおもな副作用

| ● 抗ヒスタミン成分 | 眠気、排尿障害など |
| ● 抗コリン成分 | 目のかすみ、まぶしさ、口渇、便秘、排尿障害など |

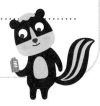

プラスワン

■ 乗物酔いに効くツボ

鎮暈薬ではありませんが、乗物酔いの症状の緩和や予防に効果的なツボをお客様に紹介してみるのもよいでしょう。内関のツボは手のひら側、手首のしわの左右の中心から指3本分手前、外関のツボは手の甲側の内関のツボの反対側にあります。押すときは強すぎず、心地よい強さを意識します。

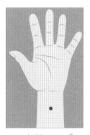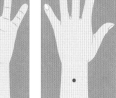

内関のツボ　　外関のツボ

長時間効いてほしい

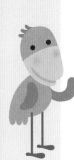

1日1回でよく効く、持続性の乗物酔い薬

アネロン「ニスキャップ」

エスエス製薬　　　　　　　　　　　第②類医薬品

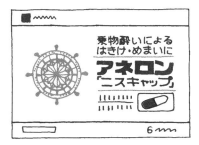

効果・効能

乗物酔いによる吐き気・めまい・頭痛の予防および緩和

有効成分

（1カプセル中）
マレイン酸フェニラミン：30mg、アミノ安息香酸エチル：50mg、スコポラミン臭化水素酸塩水和物：0.2mg、無水カフェイン：20mg、ピリドキシン塩酸塩（ビタミンB6）：5mg

用法・用量

次の1回量（1日1回／乗物酔いの予防には乗車船の30分前に服用する）
15歳以上：1カプセル
15歳未満：服用しないこと

特長

・1日1回1カプセルの服用で、長時間効果が持続。
・5種類の有効成分で、しっかり効く。
・胃に直接働き、乗物酔いの「吐き気」に優れた効果。

水のいらないチュアブル錠の乗物酔い止め

パンシロントラベルSP

ロート製薬　　　　　　　　　　　第2類医薬品

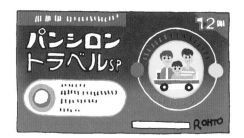

効果・効能

乗物酔いによるめまい・吐き気・頭痛の予防および緩和

有効成分

（2錠中）
塩酸メクリジン：25mg、スコポラミン臭化水素酸塩水和物：0.25mg、ピリドキシン塩酸塩（ビタミンB6）：6mg

用法・用量

1回量（1日2回まで／乗車船の30分前、あるいは乗物に酔ったときに、かむか口中で溶かして服用する。追加服用する場合、1回量を4時間以上の間隔をおく）
15歳以上：2錠
7〜14歳：1錠
7歳未満：服用しないこと

特長

・3種類の有効成分の働きで、乗物酔いの予防や緩和に優れた効果。
・水なしで飲めるチュアブル錠で、さわやかなオレンジ味。
・子どもにも服用しやすい小さな錠剤、素早く溶けて効果を発揮。

さっと溶け、水なしでも飲める乗物酔い薬

トラベルミン1

エーザイ 　　　　　　　　　　　第2類医薬品

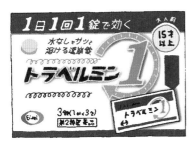

────── 効果・効能 ──────

乗物酔いによるめまい・吐き気・頭痛の予防及び緩和

────── 有効成分 ──────

（1日服用量）
塩酸メクリジン：50mg、スコポラミン臭化水素酸塩水和物：0.25mg

────── 用法・用量 ──────

1回量（1日1回／かむか、口中で溶かして服用。乗物酔いの予防には乗車船の30分前に服用する）
15歳以上：1錠
15歳未満：服用しないこと

────── 特長 ──────

・1日1回1錠の服用で効果がある。
・さっと溶ける速崩タイプ。水なしでも服用できる。
・酔ってからでも効く成分を配合。乗物酔いによる吐き気やめまいを鎮める。
・1回分ずつ分包されているので携帯するのに便利。

商品をおすすめする
ポイント

アネロン「ニスキャップ」

抗ヒスタミン成分のマレイン酸フェニラミンや、胃に直接作用して吐き気を抑えるアミノ安息香酸エチルなど5種類の有効成分が乗物酔いによる吐き気・めまい・頭痛に効果を発揮します。1日1回1カプセルで長時間効果が持続するので便利です。15歳から服用できます。

パンシロントラベルSP

作用の異なる3つの有効成分を配合し、乗物酔いによる吐き気などを緩和します。抗ヒスタミン成分のなかでも比較的作用時間の長い塩酸メクリジンを配合しているため、1日2回までの服用で効果が持続します。水なしで服用できるオレンジ味のチュアブル錠なので、いつでもどこでも服用でき、お子様にも安心です。7歳から服用できます。

トラベルミン1

塩酸メクリジンとスコポラミン臭化水素酸塩水和物の組み合わせで、乗物酔いによる吐き気やめまいを緩和します。1日1回で長く効き、さらに水なしで溶ける速崩タイプなので、飲み忘れたとしてもその場ですぐに服用できます。眠くなりやすい成分が配合されているため、ゆっくり寝ながら移動したい方にもおすすめです。15歳から服用できます。

酔ってからでも効く、大人用の乗物酔い薬

トラベルミン

エーザイ　　　　　　　　　　　　第2類医薬品

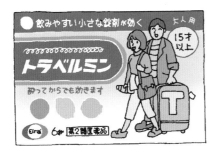

効果・効能

乗物酔いによるめまい・吐き気・頭痛の予防及び緩和

有効成分

(1錠中)
ジフェンヒドラミンサリチル酸塩：40mg、ジプロフィリン：26mg

用法・用量

1回量（1日3回まで／4時間以上の間隔をおいて服用。乗物酔いの予防には乗車船の30分前に1回量を水またはお湯で服用する）
15歳以上：1錠
15歳未満：服用しないこと

特長

- 乗物酔い症状の予防および緩和に有効な、大人用の乗物酔い薬。
- 酔ってしまったときでも、服用により、めまい・吐き気・頭痛を改善する。
- 1日3回まで服用できる。
- 飲みやすい小型錠。

水なしで服用できるチュアブル錠

センパアトラベル1

大正製薬　　　　　　　　　　　　第2類医薬品

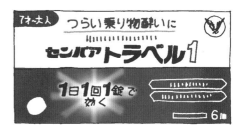

効果・効能

乗物酔いによるめまい・吐き気・頭痛の予防および緩和

有効成分

(1日服用量)
クロルフェニラミンマレイン酸塩：4mg、スコポラミン臭化水素酸塩水和物：0.25mg

用法・用量

1回量（1日1回／かむか口中で溶かして服用。乗物酔いの予防には乗車船の30分前に服用する）
15歳以上：1錠
7～14歳：1/2錠
7歳未満：服用しないこと

特長

- 1日1回の服用で乗物酔いによるめまい・吐き気・頭痛などに効果がある。
- 水なしでも飲めるグレープフルーツ味のチュアブル錠。
- 気分が悪くなってから服用しても効果がある。

眠気の比較的少ない成分を配合した乗物酔い薬

トラベルミンR

エーザイ 　　　　　　　　　　　　　第2類医薬品

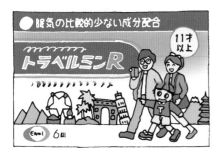

▶ 効果・効能

乗物酔いによるめまい・吐き気・頭痛の予防及び緩和

▶ 有効成分

（1錠中）
ジフェニドール塩酸塩：16.6mg、スコポラミン臭化水素酸塩水和物：0.16mg、無水カフェイン：30.0mg、ピリドキシン塩酸塩（ビタミンB6）：5.0mg

▶ 用法・用量

1回量（1日2回まで／4時間以上の間隔をおいて服用。乗物酔いの予防には乗車船の30分前に1回量を水またはお湯で服用する）
15歳以上：1錠
11歳〜14歳：1錠
11歳未満：服用しないこと

▶ 特長

- 眠気が比較的少なく、酔ってからでも効く成分を配合。
- 乗物酔い症状の予防・緩和に有効。
- 11歳以上から使用できる。

商品をおすすめするポイント

トラベルミン

眠くなりやすい成分が配合されているため、ゆっくり寝ながら移動したい方におすすめできます。中枢神経興奮成分のジプロフィリンが平衡感覚の混乱によるめまいを軽減させます。小さな錠剤のため、錠剤が苦手な方でも飲みやすい商品です。1日3回まで、15歳から服用できます。

センパアトラベル1

抗ヒスタミン成分のクロルフェニラミンマレイン酸塩と、スコポラミン臭化水素酸塩水和物が乗物酔いによるめまいや吐き気を抑えます。1日1回飲めば効果が持続します。水なしで服用できるチュアブル錠なので、酔ってしまったあとでもその場ですぐに服用できます。さわやかなグレープフルーツ味で、お子様でも服用しやすい商品です。7歳から服用できます。

トラベルミンR

有効成分のジフェニドール塩酸塩は抗ヒスタミン成分に比べて眠くなりにくいため、移動中に仕事をする必要がある方や、景色を楽しみたい方など、眠くなっては困る方におすすめです。そのほか、乗物酔いの症状をやわらげるスコポラミン臭化水素酸塩水和物も配合されているため、予防だけでなく、酔ってからでもしっかりと効果を発揮します。1日2回まで、11歳から服用できます。

第1章

● 第2章　症状別OTC薬の選び方

第3章

成分早見表

子どもにも使える薬がほしい

5歳以上の子どもも服用しやすいドロップタイプ

トラベルミンチュロップぶどう味

エーザイ　　　　　　　　　　　　第2類医薬品

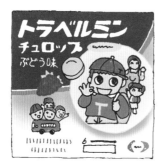

効果・効能

乗物酔いによるめまい・吐き気・頭痛の予防及び緩和

有効成分

（1日服用量）
d-クロルフェニラミンマレイン酸塩：1.33mg、スコポラミン臭化水素酸塩水和物：0.166mg

用法・用量

1回量（1日2回まで／4時間以上の間隔をおいて服用。乗物酔いの予防には乗車船の30分前に1回量をかむか口中で溶かして服用する）
15歳以上：2錠
11～14歳：2錠
5～10歳：1錠
5歳未満：服用しないこと

特長

・服用しやすいぶどう味のドロップタイプ。
・5歳以上から大人まで服用できる。
・酔ってからでも効く乗物酔い薬。

5歳からかんで飲めるぶどう風味のチュアブルタイプ

センパアラムキュア

大正製薬　　　　　　　　　　　　第2類医薬品

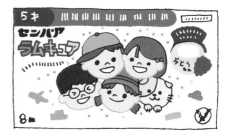

効果・効能

乗物酔いによるめまい・吐き気・頭痛の予防および緩和

有効成分

（2錠中）
d-クロルフェニラミンマレイン酸塩：1.32mg、スコポラミン臭化水素酸塩水和物：0.16mg

用法・用量

1回量（1日2回まで／4時間以上の間隔をおいて服用。かむか口中で溶かして服用。乗物酔いの予防には乗車船の30分前に服用する）
11歳以上：2錠
5～10歳：1錠
5歳未満：服用しないこと

特長

・かんで服用できる子ども用のぶどう味のチュアブルタイプ。
・5歳以上から服用できる。
・酔ってからでも効く。

ドリンクタイプの子ども用乗物酔い薬

こどもクールスカイ

久光製薬　　　　　　　　　　　第2類医薬品

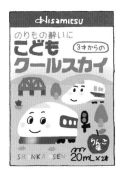

・・・・・・・・・・ **効果・効能** ・・・・・・・・・・

乗物酔いによるめまい・吐き気・頭痛の予防および緩和

・・・・・・・・・・ **有効成分** ・・・・・・・・・・

（1日服用量）
クロルフェニラミンマレイン酸塩：2.667mg、スコポラミン臭化水素酸塩水和物：0.167mg、無水カフェイン：25mg

・・・・・・・・・・ **用法・用量** ・・・・・・・・・・

1回量（1日2回まで／4時間以上の間隔をおいて服用。乗物酔いの予防には乗車船の30分前に服用する）
3～14歳：1本
3歳未満：服用しないこと

・・・・・・・・・・ **特長** ・・・・・・・・・・

・子ども用、3歳以上から服用できる。
・液剤なので有効成分が速く吸収される。
・りんご味のドリンクタイプ。

商品をおすすめする
ポイント

トラベルミンチュロップぶどう味

お子様にも服用しやすいドロップタイプなので、外出前のあわただしいときや気分が悪くなったあとでも、その場ですぐに服用できます。乗物酔いによる吐き気はもちろん、めまいや頭痛にも効果を発揮します。個包装のため携帯しやすく、ぶどう味のほかに、レモン味の2種類があります。1日2回まで、5歳から服用できます。

センパアラムキュア

お子様にも飲みやすいぶどう味で、ラムネのように水なしでかんで飲めるチュアブルタイプの商品です。抗ヒスタミン成分のd-クロルフェニラミンマレイン酸塩と、スコポラミン臭化水素酸塩水和物が乗物酔いによるめまいや吐き気を抑えます。予防にも、酔ってからでも効果を発揮します。1日2回まで、5歳から服用できます。

こどもクールスカイ

りんご味のドリンクタイプの商品です。のどに詰まらせる心配なくお飲みいただけるので小さなお子様でも安心です。3歳から服用できます。1回1本、4時間以上間隔をあければ1日2回まで服用可能です。2本入りの商品なので、旅行が複数日に渡る際には注意が必要です。

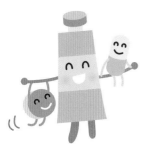

第3章

ニーズ別
現場で生かせる
健康知識

薬局やドラッグストアには、
第2章で紹介した訴えのほかにも
さまざまな健康ニーズをもったお客様が
足を運びます。「健康になりたい！」
という想いに幅広く応えられるような、
「かゆいところに手が届く」知識を
学んでいきましょう。

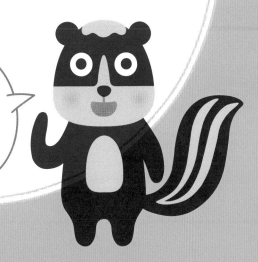

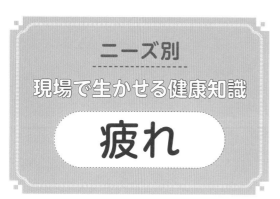

ニーズ別
現場で生かせる健康知識
疲れ

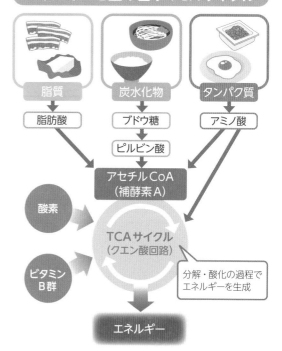

疲れとは

お客様から「疲れにいいものある？」と聞かれることも多いのではないでしょうか？疲れとは、身体や心を壊してしまわないようにするための危険信号のひとつです。少しの疲れであれば、栄養や睡眠を十分にとることで回復するものの、慢性的な疲れが続く状態になったら注意が必要です。また、疲れを訴えるお客様の目的はさまざま。疲れにくい体にするために体質改善をしたい、明日の仕事に備えて即効性のあるものがほしいなど、ニーズを正確にとらえることが大切です。

身体のエネルギーを生み出す TCAサイクル

人の身体にはエネルギーをつくるためのTCAサイクルというシステムがあります。3大栄養素である脂質、炭水化物、タンパク質が体内で消化されたのち、細胞内のTCAサイクルに取り込まれ、分解・酸化される過程でエネルギーが生み出されます。このサイ

クルには酸素のほか、ビタミンB群が欠かせません。不足すると栄養素を効率よくエネルギーに変換できなくなり、それが疲れを感じる一因となります。普段から肉や魚など動物性の食品をバランスよく食べることが望まし

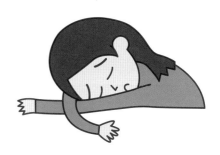

エネルギーを生み出すTCAサイクル

脂質 → 脂肪酸

炭水化物 → ブドウ糖 → ピルビン酸

タンパク質 → アミノ酸

アセチルCoA（補酵素A）

酸素

ビタミンB群

TCAサイクル（クエン酸回路）

分解・酸化の過程でエネルギーを生成

エネルギー

いですが、食事だけで十分に摂取するのはむずかしいという方にはサプリメントで補うことを提案するとよいでしょう。滋養強壮剤の多くにもビタミンB群が配合されています。

今すぐ疲れをケアしたい

今日の疲れをなんとかしたい、明日大事な仕事があるなど、即効性を求める訴えには栄養ドリンク剤がおすすめです。液体のため吸収が速く、効き目もすぐ現れやすいのが特徴です。その場ですぐに飲めるという手軽さも人気です。栄養ドリンク剤は配合成分により医薬品と指定医薬部外品に分かれています。値段の差は効き目の差、と思われている方も多いのですが、値段の差はあくまでも原材料の価格の差です。目的や症状にあわせてお選びいただきましょう。また、栄養ドリンク剤は疲れを回復させるわけではなく、あくまでも一時的な体力・気力の補充です。くり返し服用されている方には、食事が偏っていないか、十分な睡眠がとれているかなど、生活習慣を見直していただくことが大切。さらに、糖分を含むものが多いため、くり返しの服用は糖分やカロリーの過剰摂取につながることもあるので要注意です。

医薬品 ユンケル黄帝液（佐藤製薬）、ゼナF-Ⅱ活力液（大正製薬）、チオビタゴールド（大鵬薬品工業）、リポビタンゴールドX（大正製薬）など

指定医薬部外品 リポビタンD（大正製薬）、チオビタ・ドリンク（大鵬薬品工業）、アリ

ナミンV（武田コンシューマーヘルスケア）など

慢性的な疲れには

全身の肉体疲労にはビタミンB群を主体とした滋養強壮剤をおすすめしましょう。肩こりや目の疲れを伴う場合は、ビタミンB群にくわえ、血流を改善するビタミンEが配合されている商品がよいでしょう。栄養ドリンク剤ほどの即効性はないものの、ビタミンなどの含有量が多いため、疲れをしっかりとケアしたい方に適しています。ただし、疲れが長く続く場合、休養してもまったく疲れがとれない場合には、ほかの疾患が疑われる場合もあるため受診をおすすめしましょう。

全身の肉体疲労 アリナミンA（武田コンシューマーヘルスケア）、キューピーコーワゴールドα（興和）など

肩こり、目の疲れ エスファイトゴールド（エスエス製薬）、アリナミンEXプラス（武田コンシューマーヘルスケア）、キューピーコーワiプラス（興和）、ノイビタZE（第一三共ヘルスケア）、ナボリンS（エーザイ）など

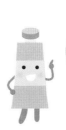

「値段が高いほどよく効くの？」とお客様に聞かれたことがある人も多いのでは？値段＝効き目ではないことを説明し、症状にマッチした商品をすすめましょう

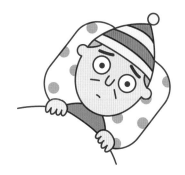

ニーズ別
現場で生かせる健康知識
不眠

不眠とは

　不眠には、①**入眠障害**（なかなか寝付けない）、②**中途覚醒**（途中で何度も目が覚める）、③**早朝覚醒**（望むより早く目覚めてしまう）④**熟眠障害**（ぐっすり眠った実感が得られない）の４つのタイプがあります。その原因は、騒音や光、心身の病気、薬や刺激物の摂取などさまざまです。日常生活におけるストレスも代表的な原因のひとつであり、心配事や生活環境の変化などにより自律神経系のバランスが崩れ、不眠につながることがあります。

　睡眠は身体の疲労回復だけでなく、生命の維持に欠かすことができません。不眠になると日中の眠気や注意力低下など、生活に支障をきたす場合もあります。

快眠のための生活習慣

　睡眠は環境や心理的要因に影響を受けやすいため、生活習慣を見直すことで不眠症状が改善に向かう場合もあります。薬だけに頼るのではなく、普段の生活についてもアドバイスできるようにしておきましょう。

　適度な運動は寝付きをよくします。まずは 30 分を目安に、ストレッチなどで身体を軽く動かしましょう。

入浴　38 〜 40℃のぬるめのお風呂に 20 〜 30 分つかることで深部体温がゆっくりと上昇します。体温は入浴後 1 時間かけて徐々に下がり、眠りに最適な状態になるため、就寝の 1 時間前に入浴するのがおすすめです。

嗜好品　カフェインは覚醒作用があるため、

睡眠改善のためにおすすめするもの、しないもの

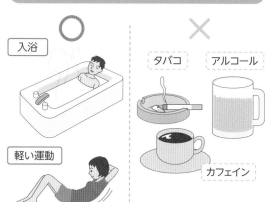

夕食後は避けたほうがいいでしょう。同じく、タバコに含まれるニコチンにも覚醒作用があるため、寝る前の喫煙も控えましょう。アルコールは一時的に寝付きをよくする効果がありますが、眠りが浅くなり、目を覚ましやすくなることがあるため、あまりおすすめできません。

不眠症状に使用できる医薬品

生活習慣を整えても不眠症状が改善しない場合、医薬品の使用や受診などの対応が必要となります。不眠症状に使用できる医薬品は大きく分けて、**睡眠薬、睡眠導入薬、睡眠改善薬**がありますが、このうち睡眠薬と睡眠導入薬は慢性的な不眠症状に対し、医師の診断に基づいて処方される医療用医薬品です。一方、睡眠改善薬は市販されている医薬品ですが、**使用方法をあやまると身体に有害な作用が現れる可能性もあるため、登録販売者からの正確な情報提供が必要です。**

睡眠改善薬とは

寝付きが悪い、眠りが浅いなどの「一時的な不眠症状」を緩和するのがOTC薬である睡眠改善薬です。医療用の睡眠薬とは異なり、**慢性的な不眠には使用できません。**1週間以内の一時的な不眠であれば睡眠改善薬をおすすめできますが、不眠の状態が長期間続いている場合は受診をすすめましょう。

抗ヒスタミン成分を含むもの かぜ薬や鼻炎薬などに含まれる抗ヒスタミン成分のジフェンヒドラミン塩酸塩を主成分とする商品は、**覚醒の維持や調節を行うヒスタミンの刺激をブロックすることで眠りを促します。**抗ヒスタミン成分配合のほかの薬と併用しないよう確認と注意が必要です。

➡ドリエル（エスエス製薬）、ネオデイ（大正製薬）など

鎮静成分を含むもの ブロモバレリル尿素、アリルイソプロピルアセチル尿素などの鎮静成分が含まれているため、**神経が高ぶっている方、ストレスなどでイライラして眠れない方により適しています。**

➡ウット（伊丹製薬）など

植物由来の成分を含むもの 習慣性などの副作用が少ない商品です。作用は比較的穏やかで、**自然な眠りを好まれる方、植物由来のものが安心という方におすすめです。**

➡パンセダン（佐藤製薬）、ユクリズム（ロート製薬）、ホスロールS（救心製薬）など

サプリメントも視野に

医薬品に抵抗のある方にはサプリメントも考慮するといいでしょう。即効性は期待できないものの、不足している栄養素を補給することで快眠できる身体へと導きます。おもな成分として、グリシン、トリプトファン、セントジョーンズワート、テアニンなどがあります。商品によって配合量や価格に大きな差があるので、店頭にある商品を確認しておくとよいでしょう。

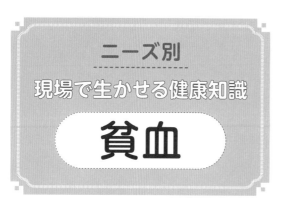

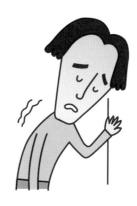

貧血とは

疲れやすい、頭痛、イライラ、動悸、息切れ、顔色が悪い、食欲がないなど、貧血の症状はさまざま。とくに女性は、自分でも気づかないうちに貧血がひどくなっている場合があります。

貧血は血液中のヘモグロビンが減っている状態です。ヘモグロビンは酸素と結合し、全身へ酸素を送り届ける役割があります。そのため、ヘモグロビンが減少すると全身が酸欠状態となり、さまざまな症状を引き起こします。貧血は原因により大きく4種類に分けられます。そのなかで最も多いのは、ヘモグロビンの主成分のひとつである鉄分が不足している鉄欠乏性貧血といわれていますので、ここでは鉄欠乏性貧血の対処法についてご紹介します。

まずは食事から

鉄は体内で合成することができないため、基本的には食べ物から摂取します。貧血気味の方にはまず食生活の改善をすすめ、それでも足りない場合は症状に応じてサプリメントや貧血薬などを提案するとよいでしょう。その際、ポイントとなるのは鉄の種類。鉄には動物性食品から摂取できる「ヘム鉄」と、植物性食品から摂取できる「非ヘム鉄」の2種

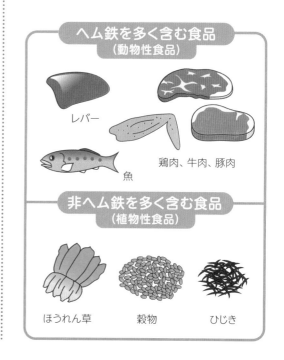

ヘム鉄を多く含む食品
（動物性食品）

レバー

鶏肉、牛肉、豚肉

魚

非ヘム鉄を多く含む食品
（植物性食品）

ほうれん草　　穀物　　ひじき

類があります。ヘム鉄は非ヘム鉄より鉄分の吸収率が高いことが知られているため、毎日の食事ではヘム鉄を意識していただくとよいでしょう。またビタミンCも一緒に摂取するとさらに吸収がよくなります。なお、炭酸飲料を頻繁に飲んでいる方は、胃の中が長時間アルカリ性に傾いた状態となり、鉄が吸収されにくいため注意が必要です。

サプリメントで 不足した鉄分を補う

サプリメントをすすめる場合は、ヘム鉄か非ヘム鉄か、含有量はどのくらいか、吸収をサポートする成分は含まれているかなど、それぞれの商品の特徴を知っておくことが大切です。

市販されているサプリメントには、国が定めた成分量の基準を満たしている栄養機能食品とそれ以外のものがあります。

鉄分を含む栄養機能食品として認められたサプリメントは、成人1日あたりの摂取目安量である2.04～10mgの鉄分を含んでいます。一方、それ以外のサプリメントは商品によって配合量にばらつきが大きいのが現状です。そのためお客様に聞かれた際には、まずは栄養機能食品でヘム鉄配合の商品をおすすめするとよいでしょう。非ヘム鉄の商品の場合は、鉄の吸収を助けるビタミンCが配合されているものであればおすすめできます。

カフェインやタンニンは鉄の吸収を妨げるため、鉄剤は水で服用し、お茶やコーヒーを飲んだ直後はさけるよう説明しましょう。

より効果を期待される方には 貧血薬

症状がつらい方には、食事やサプリメントよりも効果が期待できる貧血薬をおすすめします。貧血になりやすい人に対しては、たびたび購入することを考慮して安いもの、多少値段は張っても効果重視など、価格に関するニーズもしっかり聞き取りましょう。吐き気、食欲不振などの副作用が出ることを注意する一方、服用後に便が黒くなるのは吸収されなかった鉄分の色であるため心配いらないことも伝えます。

【エミネトン（佐藤製薬）】 鉄と、鉄の吸収を助けるビタミンC、さらに胃を守る成分も配合されています。

【ファイチ（小林製薬）】 胃で溶けずに腸で溶けるコーティング錠です。鉄の味が苦手な方、胃が弱い方にとくにおすすめです。

【マスチゲン錠（日本臓器製薬）】 鉄と、鉄の吸収を助けるビタミンCが配合されています。1日1錠の服用でよいため、飲み忘れやすい方にもおすすめしやすい商品です。

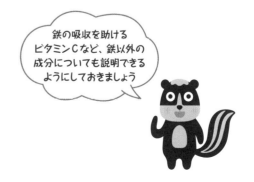

鉄の吸収を助けるビタミンCなど、鉄以外の成分についても説明できるようにしておきましょう

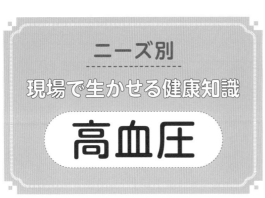

ニーズ別
現場で生かせる健康知識
高血圧

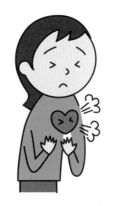

日本人に最も多い病気

高血圧とは、安静状態での血圧が慢性的に正常値を上回る状態をいいます。数値としては、上の血圧が140mmHg以上、もしくは下の血圧が90mmHg以上の場合を高血圧としています。日本国内には4000万人以上もいるといわれており、そのうち約1000万人の方は診察を受けていますが、残りの3000万人以上の方は高血圧でも放置していたり、気づいていなかったりします。高血圧は自覚症状がほとんどありませんが、血管の柔軟性が失われることで少しずつ動脈硬化を進行させます。そのため、放っておくと場合によっては、脳卒中や心臓病、腎臓病などの病気に発展することがあるので注意が必要です。

高血圧の改善のために、日本高血圧学会は、以下のように減塩をはじめとする6つの生活習慣修正のポイントをまとめています。

高血圧の患者さんのための生活習慣修正のポイント

1	減塩	塩分は1日6g未満を目指そう（注1）。徐々にうす味に慣れるようにしましょう
2	食物	野菜や果物を積極的に食べよう 脂肪分を多く含む食べものを控え、青魚類を食べるよう心がけよう
3	減量	BMI［体重（kg）÷身長（m）÷身長（m）］を計算して、その値が25以上であれば、25未満になるよう減量にチャレンジしましょう（注2）
4	運動	心臓や脳に病気がなければ、ウォーキングなどの有酸素運動を毎日30分以上行うようにしましょう。瞬間的に強い力を入れる運動（腹筋など）は不向きです
5	節酒	純アルコール換算で、男性は1日20〜30ml、女性は10〜20mlを超えないようにしましょう（注3）
6	禁煙	タバコはやめましょう。タバコを吸う人のそばにいることでも間接的に煙を吸うことになるので、家族に喫煙者がいたら協力してもらいましょう

（注1）塩分量の目安は次のとおりです。醤油（大さじ1）：約2.6g、みそ（大さじ1）：約2g、梅ぼし（1個）：約2g、ラーメン：約5g、カレーライス：約3g

（注2）身長170cm、体重70kgの場合の計算例：70kg÷1.7m÷1.7m＝24.2

（注3）アルコール25mlの目安は次のとおりです。ビール：中びん1本、日本酒・ワイン：1合（180ml）、焼酎0.6合、ウイスキー：ダブル1杯

高血圧治療ガイドライン（日本高血圧学会）より

まずはおすすめしたい
塩分量の調節

「最近血圧が気になって」というお客様がいらしたら、まずは食生活の改善をおすすめしましょう。とくに、塩分摂取量の多い日本人は、減塩により効果的に血圧を下げることができます。高血圧と診断された方が1日5gほど塩分を減らすと、5〜6mmHg血圧を下げることができるといわれています。とはいえ、いきなり減らしすぎるとまったく味を感じなかったり、食事が美味しくなかったりして、継続がむずかしいでしょう。まずは、厚生労働省による食事摂取基準に定められている目標量（食塩相当量として）である、成人男性1日あたり8g未満、成人女性7g未満を目標としていただきましょう。

血圧が高めの方にすすめられる
保健機能食品

血圧が高めの方にすすめられる食品として、保健機能食品のうち「特定保健用食品（トクホ）」と「機能性表示食品」があります。「トクホ」は有効性や安全性に関する審査を受け、消費者庁長官の許可を受けた食品です。国が有効性と安全性を確認したものであり、販売側としてお客様にもおすすめしやすい商品です。一方、「機能性表示食品」は企業の責任において機能性を表示した商品です。販売前に消費者庁に安全性などに関する書類の提出が必要ですが、国の個別の許可を受けたわけではないということがトクホとの大きな違い

です。しかし、どちらも高血圧と診断された方にはおすすめすることができないということはしっかりと覚えておきましょう。おすすめできるのは、血圧が正常より少し高い値の方（上の血圧が130〜139mmHg、下が85〜89mmHg）に限られます。相談を受けた際には確認をしてから販売しましょう。

よく食べる食材の見直しを
提案する

血圧が高めの方におすすめすることのできる食品には、具体的にはどのようなものがあるでしょうか。毎日の食事で継続して減塩していくことが必要なので、頻繁に口にする調味料や食材の見直しを提案しましょう。

たとえば、大豆ペプチドを含んでおり、通常の醤油に比べて塩分が抑えられた醤油が売られています。また、血圧降下作用のあるGABA（γ-アミノ酪酸）を含んだロースハムも売られています。こちらも通常のロースハムに比べて塩分が控えめとなっています。

これらはほんの一例です。ヨーグルトや納豆、ドレッシングなど、血圧が高めの方におすすめできる商品はたくさんあります。このように、食生活の見直しをお客様と一緒に行ったり、アドバイスしたりすることも登録販売者の大切な役割です。そのためには常に商品に対するアンテナを張っておくこと。自分のお店で扱っている商品には限りがあります。普段から、スーパーなどほかの業種や店舗を意識して見る機会をもつようにするとよいでしょう。

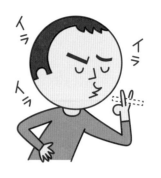

ニーズ別
現場で生かせる健康知識
禁煙

喫煙による健康被害

喫煙はがんやCOPD（慢性閉塞性肺疾患）などの呼吸器疾患、脳卒中や心筋梗塞などの循環器疾患など、多くの病気のリスクファクターとなっています。我が国でも「成人喫煙率の減少」が数値目標として策定され（健康日本21［第2次］）、喫煙可能な場所も少なくなり、「そろそろ禁煙したい」という方も増えてきています。しかし、タバコに含まれるニコチンには依存性があり、禁煙がなかなか成功しない原因のひとつになっています。

禁煙補助薬とは

禁煙時のイライラ、集中力低下などのニコチンの離脱症状を抑え、比較的らくに禁煙できるようにするのが禁煙補助薬です。タバコに代わり禁煙補助薬でニコチンのみを体内に

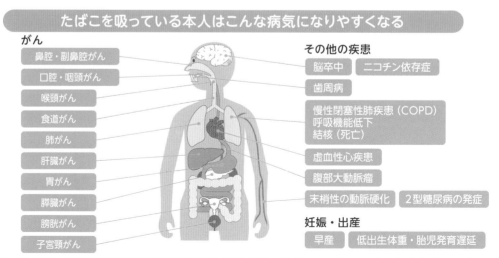

たばこを吸っている本人はこんな病気になりやすくなる

がん
- 鼻腔・副鼻腔がん
- 口腔・咽頭がん
- 喉頭がん
- 食道がん
- 肺がん
- 肝臓がん
- 胃がん
- 膵臓がん
- 膀胱がん
- 子宮頸がん

その他の疾患
- 脳卒中
- ニコチン依存症
- 歯周病
- 慢性閉塞性肺疾患（COPD）呼吸機能低下 結核（死亡）
- 虚血性心疾患
- 腹部大動脈瘤
- 末梢性の動脈硬化
- 2型糖尿病の発症

妊娠・出産
- 早産
- 低出生体重・胎児発育遅延

「喫煙と健康　厚生労働省　喫煙の健康影響に関する検討会報告書（平成28年8月）の概要を知りたい人のために」（国立がん研究センター）より

吸収させるニコチン置換療法という方法で禁煙を進めます。OTC薬では、ニコチンガムとニコチンパッチがあります。ニコチンガムは指定第2類医薬品のため登録販売者でも販売可能ですが、**ニコチンパッチは第1類医薬品のため薬剤師のみ販売が可能**となっています。しかし、登録販売者はOTC薬のプロとして、第1類医薬品であったとしても、どんな薬なのか、ガムとの違いなど、お客様に説明できるように知識をもっておきたいものです。

ニコチンガムとニコチンパッチ

市販されている2種類の禁煙補助薬の特徴を理解しておきましょう。ガムもパッチも、ニコチンを段階的に減らしながら無理のない禁煙を進めるため、少量のニコチンを含んでいます。そのため、使用しながら喫煙するとニコチンを過剰に摂取してしまう可能性があり、危険です。ガムもパッチも使用を開始したら喫煙はできないことをはじめにしっかりとご説明しておきましょう。

ニコチンガム ガムタイプの禁煙補助薬です。吸いたくなったらかむことができるため、禁煙時の口さみしさを紛らわせたい方におすすめです。禁煙前の1日の喫煙本数により使用個数が決まります。通常のガムとはかみ方が異なるため、使用前に説明しましょう。

15回ほどかんでピリッとした味を感じたら、歯ぐきと頬の間に1分以上置きます。これを30〜60分くり返したあと、捨てます。約12週間で禁煙を目指します。

➡ニコレットクールミント（ジョンソン・エンド・ジョンソン）など

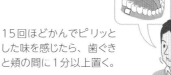

ニコチンガム　かみ方のポイント

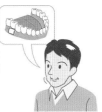

15回ほどかんでピリッとした味を感じたら、歯ぐきと頬の間に1分以上置く。

ニコチンパッチ 身体に貼って使用するタイプの禁煙補助薬です。1日1回貼りかえるだけなので、**簡単な使用方法をお望みの方や禁煙していることをまわりに知られたくない方**におすすめです。肌が弱い方はかぶれることがあります。約8週間で禁煙を目指します。パッチをお求めの方には薬剤師からの説明と販売が必要になります。

➡ニコチネル パッチ（グラクソ・スミスクライン・コンシューマー・ヘルスケア・ジャパン）など

医療機関を受診するという選択肢も

市販されている禁煙補助薬は手軽に購入できるというメリットもありますが、**医療用の禁煙補助薬に比べてニコチンの用量が少ないため、喫煙本数が多い人ではニコチンの補充が不十分となる可能性があります**。我が国では2006年から、一定の条件を満たせば禁煙治療に健康保険が適用されるようになりました。パッチやガムのほか、飲み薬もあるため、OTC薬ではむずかしいと思われる方には受診をご案内するとよいでしょう。

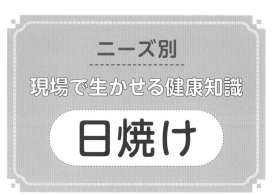

ニーズ別
現場で生かせる健康知識

日焼け

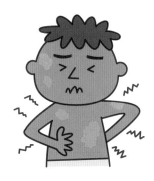

日焼けの種類

　日焼けには「サンバーン」と「サンタン」の2種類があります。

サンバーン　強い紫外線を浴びたことでやけどのような炎症を起こした状態で、皮膚が赤くなり、ヒリヒリとした痛みがあります。ひどい場合には、発熱や水ぶくれが現れることもあります。

サンタン　皮膚が褐色に色づいた状態で痛みはほとんどありません。紫外線を浴びると、表皮では黒色のメラニン色素がつくられます。メラニン色素は紫外線を吸収し、皮膚の奥まで浸透することを防いでくれます。肌を守ってくれているメラニン色素ですが、この働きにより褐色の肌がつくられてしまう原因にもなります。

紫外線吸収剤と紫外線散乱剤

　店舗に並ぶたくさんの種類の日焼け止め。比較のポイントは、配合されている成分です。

日焼け止めに配合されている成分は、「紫外線吸収剤」と「紫外線散乱剤」に大きく分けられます。

紫外線吸収剤　紫外線を吸収し、熱に変換して放出することにより、皮膚に紫外線が届かないようにするもの。塗ったときに白くなりにくく、ムラになりにくいため、使用感を重視されている方におすすめです。しかし、成分により接触皮膚炎の原因となることがあるので、敏感肌の方には注意が必要です。

> 紫外線吸収剤の例：メトキシケイヒ酸エチルヘキシル、t-ブチルメトキシジベンゾイルメタン、オクトクリレンなど

紫外線散乱剤　紫外線を反射・散乱させ、皮膚への紫外線の透過を防止するもの。敏感肌の方やお子様でも安心して使用できますが、塗ったときに白っぽくなることがあります。パッケージには「紫外線吸収剤不使用」「紫外線吸収剤フリー」「ノンケミカル」などと記載されています。

紫外線散乱剤の例：酸化チタン、酸化亜鉛など

SPF値とPA値

「SPF値」とは、おもにUV-Bを防ぐ効果を示す指標です。数字が大きいほうがUV-Bからの防御効果が高くなります。

「PA値」とは、おもにUV-Aを防ぐ効果を示す指標です。PA＋、PA＋＋、PA＋＋＋、PA＋＋＋＋の4段階で表示され、「＋」が増えるほどUV-Aからの防御効果が高くなります。

日焼け止めの選び方

お客様におすすめする日焼け止めは、使用者の年齢、肌質、使用シーンなどによって異なりますので、お客様との会話が大切な情報源です。

屋外でのレジャーやスポーツにはSPF値が高いものをおすすめしますが、日常生活ではそこまで高いSPF値は必要ありません。むしろ、SPF値が高いものは紫外線吸収剤が使われていることが多く、吸収剤が肌への負担になる場合もあります。お客様のニーズにあわせ、最適なものをおすすめしましょう。

小児 紫外線散乱剤のみを使用している肌にやさしい商品をおすすめしましょう。

大人 使用シーンにあわせておすすめします。使用感も大切な要素なので、可能な限り試し塗りをしていただくとよいでしょう。

敏感肌 低刺激性、敏感肌用の商品をおすすめします。アレルギーを起こす可能性のある紫外線吸収剤ではなく、紫外線散乱剤の配合されているものをおすすめするとよいでしょう。

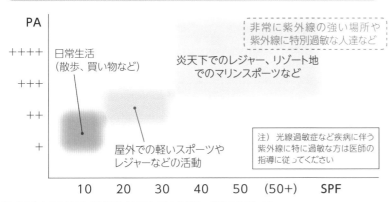

生活シーンにあわせた紫外線防止用化粧品の選び方

PA

日常生活（散歩、買い物など）

非常に紫外線の強い場所や紫外線に特別過敏な人達など

炎天下でのレジャー、リゾート地でのマリンスポーツなど

屋外での軽いスポーツやレジャーなどの活動

注）光線過敏症など疾病に伴う紫外線に特に過敏な方は医師の指導に従ってください

＋＋＋＋　＋＋＋　＋＋　＋

10　20　30　40　50　(50+)　SPF

「紫外線防止用化粧品と紫外線防止効果」（日本化粧品工業連合会編）より

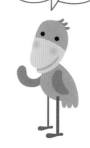

「値が高いほどよい商品」ではありません！どんな場面で使用するかなどを丁寧に聞き取りましょう

【成分早見表について】 おもなOTC薬に含まれている有効成分やその含有量を記載した早見表です。横軸に商品名、縦軸に成分名を並べています。ある商品に含まれている有効成分の種類を確認したいときや、ある成分について商品ごとの含有量を比較したいときなどにご活用ください。

成分早見表　かぜ薬

※成人1回分の含有量を記載（単位はmg）。添付文書の情報をもとに1回分に換算したものは、小数点第2位以下を切り捨て
※商品名の下の四角囲み数字（例：③）は1日の服用回数。四角白抜き数字（例：❸）は1日の最大服用回数

成分名	新ルル-A錠s ③	新ルルAゴールドDX ③	ルルアタックTR ②	ルルアタックNX ③	ルルアタックEX ③	ベンザブロックSプラス ③	ベンザブロックS ③	ベンザブロックLプラス ③	ベンザブロックL ③	ベンザブロックIPプラス ③	ベンザブロックIP ③	ベンザエースA ③	ペラックゴールドTD錠 ③	プレコール持続性カプセル ②	パブロンゴールドA《微粒》 ③	パブロンエースPro錠 ③	パブロンSα《微粒》 ③
イソプロピルアンチピリン														150			
アセトアミノフェン	300	300				300	300			60		300	150	225	300		300
イブプロフェン			200	150	150			150	150	120	150					200	
エテンザミド														250			
トラネキサム酸		140			250	140	140					140	250				
グリチルリチン酸			13														
ジヒドロコデインリン酸塩	8	8		8	8	8	8	8	8	8	8		8	6	8	8	
ノスカピン	16																
デキストロメトルファン臭化水素酸塩水和物			24									16					16
dl-メチルエフェドリン塩酸塩	20	20	30	20	20	20	20			20	20	20	20	30	20	20	20
アンブロキソール塩酸塩																15	
ブロムヘキシン塩酸塩		4		4	4												4
L-カルボシステイン								250								250	
グアイフェネシン															60		
グアヤコールスルホン酸カリウム	80													50			
クレマスチンフマル酸塩	0.4	0.4		0.4	0.4												
クロルフェニラミンマレイン酸塩								2.5		2.5				3.75	2.5	2.5	
d-クロルフェニラミンマレイン酸塩			1.75			1.1	1.1		1.1		1.1						
マレイン酸カルビノキサミン																	2.5

P.182-183に続く

パブロンSゴールドW微粒 ③	バファリンかぜEX錠 ③	のどぬ〜る鎮痛カプセルa ❸	ストナプラスジェルS ③	ストナジェルサイナスEX ③	ストナアイビージェルS ③	新ジキニン顆粒 ③	ジキニン顆粒A ③	ジキニンC ③	新コンタックかぜ総合 ②	新コンタックかぜEX持続性 ②	コルゲンコーワIB錠TXα ③	改源かぜカプセル ③	改源 ③	カイゲン顆粒 ③	エスタックイブファインEX ③	エスタックイブファイン ③	エスタックイブTT ③	エスタックイブNT ③	エスタックイブ ③	エスタック総合感冒 ③
300			300	300		300	300	300	450			300	300	300						300
	150	150			150					200	200				150	150	150	150	150	
		140		250							250									
																	13			
8	8		8	8	8	8	8	8			8				8	8	8	8	8	
			16	16										10						
									24	24										16
	20		20	20	20	20	20	20	20	30	20	13.3	10	10	20	20	20	20	20	20
15			15								15				15	15				
	4		4		4				4											
250			250																	
	0.4																			
2.5						2.5	2.5								2.5	2.5	2.5	2.5	2.5	2.5
					1.1			1.17	1.75	1.75	1.1									

	新ルル-A錠s	新ルルAゴールドDX	ルルアタックTR	ルルアタックNX	ルルアタックEX	ベンザブロックSプラス	ベンザブロックS	ベンザブロックLプラス	ベンザブロックL	ベンザブロックIPプラス	ベンザブロックIP	ベンザエースA	ペラックゴールドTD錠	プレコール持続性カプセル	パブロンゴールドA《微粒》	パブロンエースPro錠	パブロンSα《微粒》
	③	③	②	③	③	③	③	③	③	③	③	③	③	②	③	③	③
ジフェニルピラリン塩酸塩													1.3				
ヨウ化イソプロパミド			2.5			2	2										
ベラドンナ総アルカロイド		0.1		0.1													
塩酸プソイドエフェドリン								45	45								
チアミン硝化物（ビタミンB$_1$）					8.3												
ビスイブチアミン（ビタミンB$_1$誘導体）																	8
ベンフォチアミン	8	8		8.3													
リボフラビン（ビタミンB$_2$）			4	4	4										4	4	4
アスコルビン酸（ビタミンC）																	
アスコルビン酸カルシウム													166.6				
L-アスコルビン酸ナトリウム																	
ヘスペリジン						30	30			30	30	20					
無水カフェイン	25	20	37.5	25		25	25	25	25	25	25	25	25	37.5	25		25
酸化マグネシウム																	
乾燥水酸化アルミニウムゲル																	
カンゾウ末													エキス末 59				
ケイヒ末																	
ショウキョウ末																	
キキョウ末																	
ニンジンエキス																	
カミツレエキス																	

パブロンSゴールドW微粒 ③	バファリンかぜEX錠 ③	のどぬ〜る鎮痛カプセルa ❸	ストナプラスジェルS ③	ストナジェルサイナスEX ③	ストナアイビージェルS ③	新ジキニン顆粒 ③	ジキニン顆粒A ③	ジキニンC ③	新コンタックかぜ総合 ②	新コンタックかぜEX持続性 ②	コルゲンコーワB錠TXα ③	改源かぜカプセル ③	改源 ③	カイゲン顆粒 ③	エスタックイブファインEX ③	エスタックイブファイン ③	エスタックイブTT ③	エスタックイブNT ③	エスタックイブ ③	エスタック総合感冒 ③
			1.3	1.3																
										2.5					2	2		2		
				0.2																
																	8		8	8
4			4	4																
	166.6							83.3							100			100	100	
								83.3												
																				15
	25		16.6	25	25	25	25	25	37.5	37.5	25	25	25	25	25	25	25	25	25	25
														100			100			
		69.5																		
						エキス末 150	エキス末 150	エキス粉末 96				66.6	66.6	250						エキス 62.5
												50	66.6	166.6						
												45	33.3							50
														333.3						
							14.3													
							111.1													

※成人1回分の含有量を記載（単位はmg）。添付文書の情報をもとに1回分に換算したものは、小数点第2位以下を切り捨て
※商品名の下の四角囲み数字（例：[3]）は1日の服用回数

	ルル内服液《麻黄湯》[3]	ルルかぜ内服液 [3]	プレコールエース顆粒 [3]	パブロン50錠 [3]	ツムラ漢方麻黄湯エキス顆粒 [2]	ツムラ漢方麦門冬湯エキス顆粒 [2]	ストナデイタイム [3]	小青竜湯エキス顆粒Aクラシエ [3]	コフト顆粒 [3]	「クラシエ」漢方柴胡桂枝湯エキス顆粒A [3]	銀翹散エキス顆粒Aクラシエ [3]	葛根湯エキス顆粒Aクラシエ [3]	カコナール2葛根湯顆粒《満量処方》[2]	改源葛根湯エキス顆粒 [3]	カイゲンかぜ内服液 [3]	新エスタック顆粒 [3]
アセトアミノフェン			235	150			150		150							240
エテンザミド							250									
ジヒドロコデインリン酸塩			8				6		8							5
グアイフェネシン									83.3							
グアヤコールスルホン酸カリウム			50	80			75									
クロルフェニラミンマレイン酸塩			2.5						2.5							2.5
無水カフェイン			30				25		30							25
リボフラビン（ビタミンB2）			2.5						1.3							
アスコルビン酸（ビタミンC）			100						166.6							
葛根湯エキス		2766.6	乾燥エキス 380						733.3			1733.3	乾燥エキス 2780	534.6	2766.6	
葛根湯加桔梗エキス																1000
麻黄湯エキス	1033.3				437.5											
小青竜湯エキス							266.6	1733.3								
麦門冬湯エキス			乾燥エキス 600			1500										
柴胡桂枝湯エキス										1333.3						
銀翹散エキス末											1966.6					

184

成分早見表　鎮咳去痰薬

※成人1回分の含有量を記載（とくに記載がない限り単位はmg）。添付文書の情報をもとに1回分に換算したものは、小数点第2位以下を切り捨て

※商品名の下の四角囲み数字（例：3）は1日の服用回数

成分	ミルコデシロップ [4]	ベンザブロックせき止め錠 [3]	新ブロン液エース [3]	プレコール持続性せき止めカプセル [2]	パブロンSせき止め [3]	パブロンせき止め液 [3]	新コンタックせき止めダブル持続性 [2]	新コルゲンコーワ咳止め透明カプセル [3]	後藤散せきどめ [3]	クールワン去たんソフトカプセル [3]	クールワンせき止めGX [3]	改源咳止め液W [3～4]	新カイゲンせき止め液W [4]	新エスエスブロン錠エース [3]	エスエスブロン錠 [3]	エスエスブロン液L [3]	アネトンせき止め錠 [3]	アスクロン [3]	浅田飴せきどめ [6]
ジヒドロコデインリン酸塩	10	5		10	10			10			10	5	5	10	10				
コデインリン酸塩水和物																	12.5		
デキストロメトルファン臭化水素酸塩水和物				30			30										10		
グアイフェネシン	50		28.3		33.3	100									28.3				
ノスカピン		20			20			20										20	
ブロムヘキシン塩酸塩		4			4				4										
L-カルボシステイン										250	250		250						
クレゾールスルホン酸カリウム																		22.5	
グアヤコールスルホン酸カリウム				67.5									45					90	
リゾチーム塩酸塩								20（力価）											
dl-メチルエフェドリン塩酸塩	12.5	25		30	25	8.3		25	25		25	12.5	12.5	25	16.6		18.7		6.2
メトキシフェナミン塩酸塩																		50	
ジプロフィリン						100													
クロルフェニラミンマレイン酸塩			2	4		1.3		4			4	2	2	4	2.6	2	3		
d-クロルフェニラミンマレイン酸塩							2												
マレイン酸カルビノキサミン					4													4	
カンゾウ末	エキス46.6								300									粗エキス66	
トラネキサム酸			140																
セチルピリジニウム塩化物水和物																		0.5	
無水カフェイン			10.3		50			50				25	10		30	10.3	15	50	
安息香酸ナトリウムカフェイン								25											
セネガエキス	25											流エキス166.6					乾燥エキス22.4		
キキョウエキス	66.6				流エキス133.3							流エキス333.3	40						
オウヒエキス					流エキス200														
バクモンドウ流エキス													0.2mL						

※成人1回分の含有量を記載（単位はmg）
※★は第1類医薬品のため、登録販売者は販売することができない
※商品名の下の四角白抜き数字（例：[3]）は1日の最大服用回数

	ロキソニンSプレミアム ★ [2]	ロキソニンSプラス ★ [2]	ロキソニンS ★ [2]	リングルアイビーα200 [2]	リングルアイビー錠200 [2]	リングルアイビー [3]	ラックル [3]	バファリンプレミアム [3]	バファリンEX ★ [2]	バファリンA [2]	バファリンルナi [3]	バファリンルナJ [3]	ノーシンアイ頭痛薬 [3]	ノーシン散剤 [3]	ノーシン錠 [3]
ロキソプロフェンナトリウム水和物	68.1	68.1	68.1						68.1						
イブプロフェン				200	200	150		130			130		150		
アスピリン（アセチルサリチル酸）										660					
エテンザミド														120	160
アセトアミノフェン							300	130			130	300	65	300	300
イソプロピルアンチピリン															
無水カフェイン	50							80			80				
カフェイン水和物														70	70
アリルイソプロピルアセチル尿素	60							60							
ブロモバレリル尿素															
ブチルスコポラミン臭化物															
メタケイ酸アルミン酸マグネシウム	100														
酸化マグネシウム		33.3													
乾燥水酸化アルミニウムゲル								70	120		70				
合成ヒドロタルサイト										200					

ノーシンホワイト〈細粒〉 ②	ノーシンピュア ③	ナロンエースT ③	ナロンメディカル ②	ナロン錠 ③	タイレノールA ③	セデス・ファースト ③	セデス・ハイ ③	新セデス錠 ③	サリドンA ③	サリドンWi ②	エルペインコーワ ③	エキセドリンLOX★ ②	エキセドリンA錠 ②	イブクイック頭痛薬DX ②	イブクイック頭痛薬 ③	イブA錠EX ②	イブA錠 ③	イブメルト ②
												68.1						
	150	144	200							50	150			200	150	200	150	200
													500					
380		84		300		400		400	250									
300				265	300	160	250	160					300					
							150		150	150								
	80	50		50		80	50	80		50			120	80	80	80	80	
60										50								
	60						60	60						60	60	60	60	
		200		200														
											10							
						100								100	100			

※成人1回分の含有量を記載（とくに記載が ない限り単位はmg）。添付文書の情報 をもとに1回分に換算したものは、小数 点第2位以下を切り捨て

※★は50mL中の分量を記載

※商品名の下の四角囲み数字（例：3）は 1日の服用回数。四角白抜き数字（例： ■3）は1日の最大服用回数

成分	ブスコパンA錠	SP	パンシロンキュア	パンシロン01プラス	パンシロンAZ	バランサー胃腸薬	ハイウルソ顆粒	タナベ胃腸薬《調律》	大正漢方胃腸薬	第一三共胃腸薬プラス細粒	第一三共胃腸薬グリーン微粒	第一三共胃腸薬《細粒》a	新センロック錠	新セルベール整胃プレミアム《錠》	セルベール	ストパン
服用回数	■3	3	3	3	3	3	3	3	3	3	3	3	3	3	3	■3
炭酸水素ナトリウム		80	400	600		150		100			200					
沈降炭酸カルシウム		300	120	180				200		200			400			
無水リン酸水素カルシウム																
メタケイ酸アルミン酸マグネシウム				80	200			80			150					
炭酸マグネシウム				230												
重質炭酸マグネシウム					60											
水酸化マグネシウム		150										200	100			
合成ヒドロタルサイト		260		300						200	200	150				
ケイ酸アルミン酸マグネシウム										300		400				
ロートエキス			10	10				10		10	10	10				
ブチルスコポラミン臭化物	10															
ピレンゼピン塩酸塩水和物		15.6														
チキジウム臭化物																5
アルジオキサ		50	50					20								
アズレンスルホン酸ナトリウム					2											
銅クロロフィリンカリウム																
銅クロロフィリンナトリウム											16					
スクラルファート水和物																
メチルメチオニンスルホニウムクロリド																
セトラキサート塩酸塩													200			
ソファルコン																
テプレノン														50	37.5	
L-グルタミン			135		300											
ビオヂアスターゼ1000																
ビオヂアスターゼ2000					30	30	10	40			20					
タカヂアスターゼN1										50		50				
プロザイム6			5			6.7										
リパーゼAP12										20		20				
リパーゼAP6					20	30	10	15			20			4.9		
ウルソデオキシコール酸							20									

P.190-191に続く

スクラート胃腸薬S〈錠剤〉	スクラート胃腸薬〈顆粒〉	サクロンS	サクロンQ	サクロン	キャベジンコーワα	ガストール錠	太田胃散A〈錠剤〉	液キャベコーワL★	イノセアグリーン	アバロン
③	③	③	❸	③	③	③	③	①	③	③
200					233.3	400	510			200
				340	400		90			
		550		340						
						300			500	
					83.3					
		350		320						
160	90						300	400		
	375									300
	10	10		10	10				10	10
					15.7					
	2									
		30		40						
500	500								500	
					50					
										100
	133.3									
							20			
10					8	10				
							10			
10					5					
							20			
							4.2			

	ブスコパンA錠 ■3	パンシロンキュアSP ③	パンシロン01プラス ③	パンシロンAZ ③	バランサー胃腸薬 ③	ハイウルソ顆粒 ③	タナベ胃腸薬〈調律〉 ③	大正漢方胃腸薬 ③	第一三共胃腸薬プラス細粒 ③	第一三共胃腸薬グリーン微粒 ③	第一三共胃腸薬〈細粒〉a ③	新センロック錠 ③	新セルベール整胃プレミアム〈錠〉 ③	セルベール ③	ストパン ■3
ニューラーゼ															
ゲンチアナ末						30				30					
オウバク末									35		35				
センブリ末										1.6					
ケイヒ末			145	133.3	60				75	60	75				
ケイヒ油															
レモン油															
ウイキョウ末						60			20	10	20				
ウイキョウ油															
ショウキョウ末					15				25		25				
チョウジ末									10	10	10				
チョウジチンキ															
カンゾウ末			75					50	50	50	50				
ニンジン末			75												
アカメガシワエキス											21				
ウコン末															
ガジュツエキス															
コウボク末					15								乾燥エキス 27.8	乾燥エキス 27.8	
サンショウ末															
ソウジュツ末					15								乾燥エキス 50	乾燥エキス 50	
チンピ末		100			15										
ソヨウ乾燥エキス															
モッコウエキス															
安中散								700							
芍薬甘草湯エキス末								140							
ラクトミン（乳酸菌）															
有胞子性乳酸菌									20						
トリメブチンマレイン酸塩							100								
オキセサゼイン															
l-メントール									3		3				
ハッカ油															

スクラート胃腸薬S〈錠剤〉	スクラート胃腸薬〈顆粒〉	スクラートS	サクロンQ	サクロン	キャベジンコーワα	ガストール錠	太田胃散A〈錠剤〉	液キャベコーワL★	イノセアグリーン	アバロン
③	③	③	❸	③	③	③	③	①	③	③
10										
					10					
100										
							3.4			
							1.4			
20										
							0.55			
40								流エキス 0.3mL		
40										
								0.15mL		
								エキス 100		
								エキス 50		
20										
4										
								乾燥エキス 20		
								エキス 200		
					10					
							25			
			5							
								6		

191

成分早見表　止瀉薬

※成人1回分の含有量を記載（単位はmg）。添付文書の情報をもとに1回分に換算したものは、小数点第2位以下を切り捨て
※商品名の下の四角囲み数字（例：3）は1日の服用回数。四角白抜き数字（例：**3**）は1日の最大服用回数

	新ワカ末プラスA錠 3	ロペラマックサット 2	ピタリット 2	ビオフェルミン止瀉薬 3	ビオフェルミン下痢止め 3	トメダインコーワフィルム 2	トメダインコーワ錠 2	新タントーゼA **3**	正露丸糖衣（キョクトウ）3	正露丸（キョクトウ）3	正露丸（大幸薬品）3	セイロガン糖衣A（大幸薬品）3	ストッパ下痢止めEX **3**	ストッパエル下痢止めEX **3**	エクトール赤玉 **3**
塩酸ロペラミド		0.5	0.5			0.5	0.5								
ロートエキス				11	11			20		10			20	20	15
ベルベリン塩化物水和物	100		75				40	100							
タンニン酸ベルベリン					100								100	100	60
タンニン酸アルブミン				900				666.6							
アクリノール水和物							40								40
木クレオソート									93.3	100	133.3	90			
シャクヤク末					エキス 41.6		100							乾燥エキス 24	
ゲンノショウコ末				エキス 200	乾燥エキス 140		150			104	100		100		エキス末 83.3
オウバク末									乾燥エキス 104	66.6	100	乾燥エキス 100			
アセンヤク末											66.6				
カンゾウ末										50	50				
サンザシ末	133.3														
チンピ末										46.6	100				
ビオヂアスターゼ2000			45												
ウルソデオキシコール酸								10							10
チアミン硝化物（ビタミンB$_1$）	8.3		7.5												
リボフラビン（ビタミンB$_2$）			3												
ビフィズス菌					10										
フェーカリス菌末（乳酸菌）				60											

成分早見表　便秘薬

※成人1回分（最大服用量）の含有量を記載（単位はmg）。添付文書の情報をもとに1回分に換算したものは、小数点第2位以下を切り捨て
※商品名の下の四角囲み数字（例：③）は1日の服用回数。四角白抜き数字（例：❸）は1日の最大服用回数

成分	ラッパ整腸薬BF [3]	ビューラック・ソフト [1]	ビューラックA [1]	ビオフェルミンぽっこり整腸チュアブルa [3]	タケダ漢方便秘薬 [1]	スルーラックプラス [1]	スルーラックS [1]	スラーリア便秘薬 [1]	錠剤ミルマグLX [1]	便秘薬 [1]	酸化マグネシウムE [1]	サトラックスビオファイブ [2]	コーラックMg [1]	コーラックファースト [1]	コーラックⅡ [1]	コーラック [1]	ガスピタンa [3]	オイルデル [2]	3Aマグネシア [1]
酸化マグネシウム									2000	2100	2000		1980						2000
プランタゴ・オバタ種子末												4336							
ジオクチルソジウムスルホサクシネート						30								32	24			100	
ピコスルファートナトリウム水和物		7.5																	
センノシドA・Bカルシウム塩						5.9	15.8												
ビサコジル			15			15	15							10	15	10			
麻子仁末																		500	
大黄甘草湯エキス散					800														
ケツメイシエキス				40															
センナ実末												992							
ビフィズス菌	8			10													8		
ラクトミン（乳酸菌）				10								30							
ラクトミン（フェカリス菌）	6																8		
ラクトミン（アシドフィルス菌）																	18		
糖化菌												50							
ニコチン酸アミド												2.5							
セルラーゼAP3																	60		
ジメチルポリシロキサン	60			60													60		
パントテン酸カルシウムタイプS				11.5															

※100g中の含有量を記載（とくに記載が
　ない限り単位はg）
※★は100mL中の分量を記載

成分	新レスタミンコーワ軟膏	リビメックスコーワ軟膏	ラナケインS	ユースキンIローション	メンソレータムアクネス25メディカルミストb ★	液体ムヒS2a ★	ムヒアルファSII	ムヒアルファEX	ペアアクネクリームW	プレバリンα軟膏	フルコートf	フェミニーナ軟膏S	ドルマイシン軟膏	デリケアエムズ	デリケアb
フルオシノロンアセトニド											0.025				
プレドニゾロン吉草酸エステル酢酸エステル		0.15						0.15		0.15					
ヒドロコルチゾン酢酸エステル															
ヒドロコルチゾン															
デキサメタゾン酢酸エステル						0.025	0.025								
ウフェナマート															
グリチルレチン酸				1		0.2	0.2							0.2	0.5
グリチルリチン酸二カリウム															
リドカイン										1		2			
リドカイン塩酸塩															
アミノ安息香酸エチル			5												
クロタミトン				2			5	5							
ジフェンヒドラミン				1											1
ジフェンヒドラミン塩酸塩	2		2			2	2	1				2		2	
dl-メチルエフェドリン塩酸塩															
酸化亜鉛															
アラントイン					0.2%										
トコフェロール酢酸エステル（ビタミンE）				0.5						0.5		0.3		0.5	0.5

P.196-197に続く

テラマイシン軟膏a	テラ・コートリル軟膏a	タクトホワイトL	コートfAT軟膏	ケアセモ	クロマイ-N軟膏	クレアラシルニキビ治療薬クリーム	オイラックスDX軟膏	オイラックスソフト	オイラックスA	新ウナコーワクール★	ウナコーワエースL★	イハダプリスクリードD
			0.15								0.15	
									0.25			
	1											
							0.025					
												5
							0.5	0.5	0.5			
	0.5%			1		0.5						
	0.5%	1								0.5		
											1	
				2			5	10	10			
	1%			1								
								1	1	2	2	
	0.5%											
	12.5%											
							0.2	0.2	0.2			
			0.5	0.5		0.5	0.5	0.5				0.5

	新レスタミンコーワ軟膏	リビメックスコーワ軟膏	ラナケインS	ユースキンローション	メンソレータムアクネス25メディカルミストb ★	液体ムヒS2a ★	ムヒアルファSⅡ	ムヒアルファEX	ペアアクネクリームW	プレバリンα軟膏	フルコートf	フェミニーナ軟膏S	ドルマイシン軟膏	デリケアエムズ	デリケアb
l-メントール						3.5	3.5	3.5						0.5	
dl-カンフル						1	1	1							
イソプロピルメチルフェノール			0.1	0.5	0.3%	0.1	0.1	0.1	0.3%	0.1		0.1		0.1	1.5
ベンゼトニウム塩化物															
イブプロフェンピコノール									3%						
フラジオマイシン硫酸塩											0.35（力価）				
クロラムフェニコール															
ポリミキシンB硫酸塩															
ナイスタチン															
バシトラシン													2万5000単位		
コリスチン硫酸塩													500万単位		
オキシテトラサイクリン塩酸塩															
レゾルシン															
サリチル酸				0.5%											
イオウ															

テラマイシン軟膏a	テラ・コートリル軟膏a	タクトホワイトL	コートf AT軟膏	ケアセモ	クロマイ-N軟膏	クレアラシルニキビ治療薬クリーム	オイラックスDX軟膏	オイラックスソフト	オイラックスA	新ウナコーワクール★	ウナコーワエースL★	イハダプリスクリードD
				1						3	3.5	
										2	1	
		0.1%	0.1	0.1			0.1	0.1	0.1			
					0.5 (力価)							
					2 (力価)							
100万 単位												
					1000 万単位							
3 (力価)	3 (力価)											
						2						
						3						

197

成分早見表 外用消炎鎮痛薬（貼り薬）

※膏体100g中の含有量を記載（とくに記載がない限り単位はg）

成分	ロイヒつぼ膏	ボルタレンEXテープ	フェイタスシップ	フェイタスZジクサスシップ	フェイタス5.0	バンテリンコーワ新ミニパット	バンテリンコーワパップS	ハリックス ほぐリラ温感	パテックス フェルビナスターAシップ	パテックスうすぴたシップ	パスタイムZX	パスタイムH	パスタイムA	トクホン	サロンパスEX	サロンパスAe	サロンパス30	サロンパス	オムニードフェルビナク	オムニードケトプロフェンパップ
サリチル酸メチル	7.17													7.3		6.29		10		
サリチル酸グリコール										2		6.4	4.3				5			
ケトプロフェン																				0.3
ジクロフェナクナトリウム		1		1						2										
フェルビナク			0.7		5			0.7	0.7										0.5	
インドメタシン						1	0.5								3.5					
グリチルレチン酸															0.18		0.1			
ノニル酸ワニリルアミド	0.03											0.072	0.012							
トコフェロール酢酸エステル（ビタミンE）					2.3								4.3	1.35		2	2	2		
l-メントール	3.25				3.5			1			1.9	6.1	6.5	3.5	5.71	7	3			0.5
dl-カンフル	2.51															1.1		1.24		
ハッカ油	0.35																			
アルニカチンキ							1mL	1mL	1mL											
トウガラシエキス							0.02													
チモール	0.05																			

成分早見表　外用消炎鎮痛薬（塗り薬）

※100g中の含有量を記載（単位はg）
※★は100mL中の分量を記載

成分	メンソレータムのラブ	ボルタレンEXゲル	フェイタスチックEX	フェイタスゲル	フェイタスZクリーム	フェイタスZαローション	バンテリンコーワクリームEX	バンテリンコーワクリーミィーゲルEX	新トクホンチール★	トクホンチールA★	ゼノールエクサムSX	サロメチールジクロローション	サロメチールFBローションα★	サロメチール	ニューアンメルツヨコヨコA★	アンメルツゴールドEX★	アンメルシン1%ヨコヨコ★
サリチル酸メチル	12													19			
サリチル酸グリコール									3	6.5				1	2.5		
ジクロフェナクナトリウム		1			1	1						1					
フェルビナク			3	3							3		3			3	
インドメタシン							1	1									1
グリチルリチン酸										0.1							
ノナン酸バニリルアミド									0.012	0.008					0.012	0.012	
ニコチン酸ベンジルエステル															0.02	0.01	
トコフェロール酢酸エステル（ビタミンE）							2	2	0.5	0.5							
l-メントール	6	3	6	3		3	3	3	6	6	3		3	6	3	6	3
dl-カンフル														7			
ユーカリ油	2													1			
テレビン油	1.5																
カプサイシン														0.025			
チモール														1			
クロルフェニラミンマレイン酸塩									0.1						0.1	0.1	

※成人1回分の含有量を記載（単位はmg）。添付文書の情報をもとに1回分に換算したものは、小数点第2位以下を切り捨て

※商品名の下の四角囲み数字（例：③）は1日の服用回数

成分	ロートアルガード鼻炎内服薬ゴールドZ ③	ベンザ鼻炎薬α ②	パブロン鼻炎速溶錠EX ③	パブロン鼻炎カプセルSα ②	ストナリニZ ①	ストナリニS ①〜②	ストナリニ・ガード ②	新コンタック鼻炎Z ①	新コンタック600プラス ②	クラリチンEX ①	アレルビ ②	エバステルAL ①	エスタック鼻炎ソフトニスキャップ ③	エスタック鼻炎カプセル12 ②	アレグラFX ②	アレギサール鼻炎 ②	アルガードクイックチュアブル ③
ペミロラストカリウム																5	
マレイン酸カルビノキサミン				6													
クロルフェニラミンマレイン酸塩						6			4					4			
d-クロルフェニラミンマレイン酸塩		2	2										2				
エバスチン												5					
ロラタジン									10								
フェキソフェナジン塩酸塩											60				60		
セチリジン塩酸塩					10			10									
メキタジン	1.3						3										1.3
プソイドエフェドリン塩酸塩	25	60	40	60					60					60			
フェニレフリン塩酸塩						6							5				5
dl-メチルエフェドリン塩酸塩	25		10														
ベラドンナ総アルカロイド	0.1	0.2	0.2	0.2					0.2				0.2	0.2			0.1
無水カフェイン	36.6	50	25	50					50					50			30
ダツラエキス						12											
サイシン乾燥エキス														20			
シンイエキス	8																
トラネキサム酸		210															
グリチルリチン酸ニカリウム			15														

※1mL中の含有量を記載（とくに記載がない限り単位はmg）
※★は100g中の分量を記載

	ロートアルガードST鼻炎スプレー	新ルル点鼻薬	ベンザ鼻炎スプレー	パブロン鼻炎アタックJL《季節性アレルギー専用》★	パブロン点鼻	ナシビンMスプレー	ナザールαAR0.1%《季節性アレルギー専用》★	ナザール「スプレー」	ザジテンAL鼻炎スプレー-α	コンタック鼻炎スプレー《季節性アレルギー専用》★	コールタイジン点鼻液a	エージーノーズアレルカットM	エージーノーズアレルカットEXc《季節性アレルギー専用》★	アルガード鼻炎クールスプレーa
ベクロメタゾンプロピオン酸エステル				100			100			50			100	
プレドニゾロン											0.2			
クロモグリク酸ナトリウム	1%											10		
クロルフェニラミンマレイン酸塩	0.25%	5	5		5			5				2.5		5
ケトチフェンフマル酸塩									0.756					
オキシメタゾリン塩酸塩						0.5								
塩酸テトラヒドロゾリン			1								1			1
ナファゾリン塩酸塩	0.025%	0.5			0.5			0.5				0.25		
リドカイン			5											
リドカイン塩酸塩		3												
ベンザルコニウム塩化物								0.1						
ベンゼトニウム塩化物	0.005%	0.2	0.2		0.2									0.2
グリチルリチン酸二カリウム												3		

第1章
第2章
第3章
成分早見表

※とくに記載がない限り単位は%
※★は1mL中の分量を記載

	新ロートドライエイドEX	Vロートプレミアム	ロート養潤水α	ロートリセコンタクトw	ロートリセb	ロートビタ40α	ロートデジアイ	ロートジーb	ロートクリア	ロートアイストレッチコンタクト	ロートV11	ロートUVキュア	ロートCキューブプレミアムモイスチャー	NewマイティアCLis ★
塩酸テトラヒドロゾリン		0.05			0.05			0.05			0.05			
ナファゾリン塩酸塩							0.003					0.003		
ネオスチグミンメチル硫酸塩		0.005				0.005	0.005	0.003		0.005	0.005	0.005		
レチノールパルミチン酸エステル (ビタミンA)														
シアノコバラミン (ビタミンB$_{12}$)					0.006									
ピリドキシン塩酸塩 (ビタミンB$_6$)		0.05				0.1	0.1	0.1		0.01	0.1	0.1		
フラビンアデニンジヌクレオチドナトリウム (活性型ビタミンB$_2$)							0.05							
酢酸d-α-トコフェロール (天然型ビタミンE)	0.025	0.03				0.05					0.05			
パンテノール		0.1												
L-アスパラギン酸カリウム		1	0.5		1	1	1	1			1	1		
タウリン (アミノエチルスルホン酸)		0.5	0.5				1				0.5	1		1mg
コンドロイチン硫酸エステルナトリウム	0.5	0.25	0.5	0.5	0.5	0.1				0.5	0.1		0.5	
アラントイン		0.1									0.1			
グリチルリチン酸二カリウム		0.1									0.1			

P.204-205に続く

ソフトサンティア	スマイルホワイティエn ★	スマイルザメディカルA DX ★	スマイル40EXゴールドクール ★	サンテメディカルガードEX	サンテメディカル12	サンテボーティエコンタクト	サンテボーティエ	サンテドライケア	サンテウプラスEアルファ	サンテPC	サンテFXネオ	サンテ40ゴールド	アイリス50	アイボントローリ目薬ドライアイ ★
	0.5 mg		0.1 mg	0.01	0.03		0.05			0.03	0.05			
		・	0.05 mg	0.005	0.005	0.005			0.002	0.002	0.005	0.005	0.005	
		500 単位	330 単位											
				0.02	0.02	0.02			0.015	0.02			0.02	
	1mg		0.3 mg	0.1	0.05	0.1				0.1				
				0.05									0.05	
		0.5 mg	0.5 mg						0.02			0.05		
					0.05							0.05		
			10 mg	0.5	0.5			0.1			1			
	10 mg		1mg	0.5	0.5		1	0.1		0.1	1	0.5	1	
				0.5	0.5		0.5	0.05		0.5		0.5	0.5	5mg
	2.5 mg			0.25	0.1				0.1	0.1				

	新ロートドライエイドEX	Vロートプレミアム	ロート養潤水α	ロートリセコンタクトw	ロートリセb	ロートビタ40α	ロートデジアイ	ロートジーb	ロートクリア	ロートアイストレッチコンタクト	ロートV11	ロートUVキュア	ロートCキューブプレミアムモイスチャー	NewマイティアCL-s★
硫酸亜鉛水和物		0.1			0.1			0.05			0.05	0.1		
イプシロン-アミノカプロン酸														
プラノプロフェン									0.05					
クロルフェニラミンマレイン酸塩		0.03			0.01	0.03		0.03		0.01	0.03			
塩化カリウム	0.02			0.08									0.15	1.5 mg
塩化ナトリウム	0.44			0.44									0.4	5.5 mg
炭酸水素ナトリウム				0.05										
ヒドロキシエチルセルロース	0.6													
ブドウ糖				0.02									0.09	0.05 mg
ヒプロメロース				0.02									0.25	

ソフトサンティア	スマイルホワイティエn ★	スマイルザメディカルA DX ★	スマイル40EXゴールド クール ★	サンテメディカルガードEX	サンテメディカル12	サンテボーティエコンタクト	サンテボーティエ	サンテドライケア	サンテドウプラスEアルファ	サンテPC	サンテFXネオ	サンテ40ゴールド	アイリス50	アイボントローリ目薬 ドライアイ ★
					0.05									
				1	1						1			
	0.3 mg		0.3 mg	0.03	0.03			0.03	0.01	0.01	0.03	0.03		
0.1														0.5 mg
0.4								0.05						3mg
														3.5 mg

205

成分早見表　点眼薬（アレルギー）

※とくに記載がない限り単位は%
※★は100mL中の分量を記載

	ロートアルガードこどもクリア	ロートアルガードコンタクトa	ロートアルガードクリアブロックZ	ロートアルガードクリアブロックEXa	ロートアルガード	サンテALn	ザジテンAL点眼薬 ★
塩酸テトラヒドロゾリン					0.01	0.03	
ピリドキシン塩酸塩（ビタミンB6）	0.05	0.01			0.1		
パンテノール						0.1	
L-アスパラギン酸カリウム	0.2						
タウリン						1	
コンドロイチン硫酸エステルナトリウム		0.5	0.5	0.2			
グリチルリチン酸二カリウム	0.1				0.25	0.25	
イプシロン-アミノカプロン酸						1	
プラノプロフェン			0.05	0.05			
クロルフェニラミンマレイン酸塩	0.03	0.03	0.03	0.015	0.03	0.03	
クロモグリク酸ナトリウム			1	1			
ケトチフェンフマル酸塩							69mg

成分早見表　点眼薬（抗菌）

※単位は%

	ロート抗菌目薬EX	ロート抗菌目薬i	サンテ抗菌新目薬	抗菌アイリス使いきり
ピリドキシン塩酸塩（ビタミンB6）				0.1
酢酸d-α-トコフェロール（天然型ビタミンE）	0.01			
タウリン			0.5	
グリチルリチン酸二カリウム	0.15	0.15	0.25	0.25
イプシロン-アミノカプロン酸		1		1
クロルフェニラミンマレイン酸塩	0.02		0.03	
スルファメトキサゾール			4	4
スルファメトキサゾールナトリウム	4	4		

成分早見表 鎮暈薬

※とくに記載がない限り成人1回分の含有量を記載（単位はmg）
※★は子ども向けの商品のため、添付文書に記されている最も高い年齢の1回分の含有量を記載
※商品名の下の四角囲み数字（例：③）は1日の服用回数。四角白抜き数字（例：❸）は1日の最大服用回数

	パンシロントラベルSP ②	トラベルミンファミリー ②	トラベルミンチュロップ ②	トラベルミンR ②	トラベルミン1 ①	トラベルミン・ジュニア★ ❸	トラベルミン ❸	センパア ラムキュア ②	センパア ドリンク ②	センパア トラベル1 ①	センパアQT〈ジュニア〉★ ②	センパア・QT ②	こどもクールスカイ★ ②	エアミットサットF ②	アネロン〈ニスキャップ〉 ①	アネロン〈キャップ〉★ ①
塩酸メクリジン	25	25			50									25		
クロルフェニラミンマレイン酸塩									2.6	4			1.33			
d-クロルフェニラミンマレイン酸塩			1.33					1.32			1.32	2				
マレイン酸フェニラミン															30	15
ジフェンヒドラミンサリチル酸塩						40	40									
ジフェニドール塩酸塩				16.6												
スコポラミン臭化水素酸塩水和物	0.25	0.16	0.166	0.16	0.25			0.16	0.16	0.25	0.16	0.25	0.08	0.16	0.2	0.1
アリルイソプロピルアセチル尿素														15		
ジプロフィリン						26	26									
無水カフェイン				30									12.5	20	20	10
アミノ安息香酸エチル															50	25
ピリドキシン塩酸塩（ビタミンB6）	6			5											5	2.5

●著者

高橋 伊津美 (たかはし いづみ)

薬剤師。昭和大学薬学部客員講師。
昭和大学大学院薬学研究科卒。調剤薬局、ドラッグストアにて実務経験を積み、母校昭和大学薬学部にて講師として勤務。日本薬業研修センターにて9年間、全国の薬剤師や登録販売者への研修講師を務める。現在はフリー講師として、医薬品やコミュニケーションに関する研修を数多く行っている。

正誤等の情報につきましては、下記「ユーキャンの本」ウェブサイトでご覧いただけます。
https://www.u-can.co.jp/book/information

編集協力	● 株式会社 桂樹社グループ
企画編集	● 株式会社 ユーキャン
装丁	● 林 偉志夫
本文デザイン	● 中田 聡美
イラスト	● 矢寿 ひろお
	● スタートライン

ユーキャンの登録販売者お仕事マニュアル
症状と成分でわかるOTC薬 第2版

2020年 7月2日 初 版 第1刷発行	著 者	高橋 伊津美
2022年 9月30日 第2版 第1刷発行	編 者	ユーキャン登録販売者実務研究会
2024年 2月19日 第2版 第2刷発行	発行者	品川泰一
2024年12月1日 第2版 第3刷発行	発行所	株式会社 ユーキャン 学び出版
		〒151-0053
		東京都渋谷区代々木1-11-1
		Tel 03-3378-2226
	編 集	株式会社 桂樹社グループ
	発売元	株式会社 自由国民社
		〒171-0033
		東京都豊島区高田3-10-11
		Tel 03-6233-0781 (営業部)
	印刷・製本	シナノ書籍印刷 株式会社